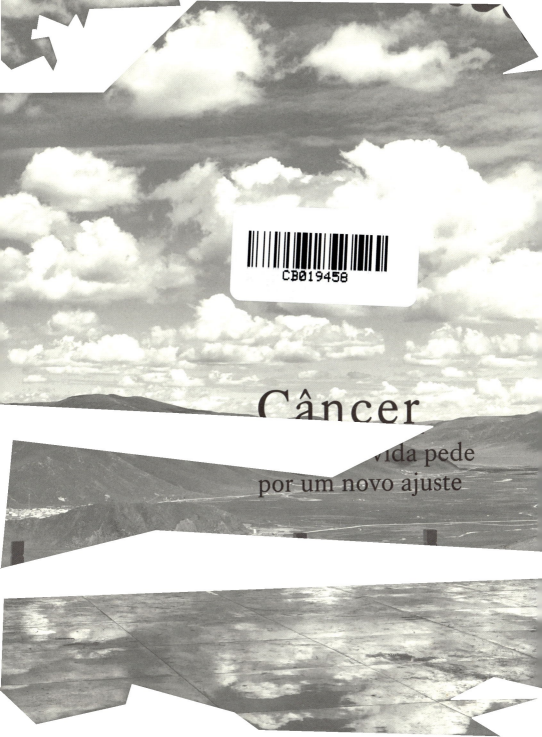

Câncer

vida pede
por um novo ajuste

Câncer
Quando a vida pede por um novo ajuste

Bel Cesar

São Paulo
2018

© **Isabel Villares Lenz Cesar, 2018**
1ª Edição, Editora Gaia, São Paulo 2018

Jefferson L. Alves – diretor editorial
Richard A. Alves – diretor-geral
Flávio Samuel – gerente de produção
Flavia Baggio – coordenadora editorial
Keila Bis – edição de texto
Alice Camargo – assistente editorial
Jefferson Campos – assistente de produção
José Américo e Lucas Torrisi – revisão
Renata Zincone – projeto gráfico
Bel Cesar – fotos

Obra atualizada conforme o
NOVO ACORDO ORTOGRÁFICO DA LÍNGUA PORTUGUESA.

As fotos presentes neste livro cuja autoria não foi identificada foram produzidas pela própria autora.

Dados Internacionais de Catalogação na Publicação (CIP)
(Câmara Brasileira do Livro, SP, Brasil)

Cesar, Bel
 Câncer : quando a vida pede por um novo ajuste / Bel Cesar. –
1. ed. – São Paulo : Gaia, 2018.

 Bibliografia.
 ISBN 978-85-7555-479-1

 1. Câncer – Aspectos imunológicos 2. Câncer – Aspectos psicológicos 3. Câncer – Cuidados 4. Câncer – Doentes – Narrativas pessoais 5. Cesar, Bel 6. Cura 7. Glândula tireoide – Câncer 8. Superação 9. Vida espiritual – Budismo I. Título.

18-16862   CDD-616.994

Índices para catálogo sistemático:

1. Doentes de câncer : Narrativas pessoais   616.994

Maria Alice Ferreira – Bibliotecária – CRB-8/7964

Direitos Reservados

editora gaia ltda.
Rua Pirapitingui, 111-A – Liberdade
CEP 01508-020 – São Paulo – SP
Tel.: (11) 3277-7999 – Fax: (11) 3277-8141
e-mail: gaia@editoragaia.com.br
www.editoragaia.com.br

Colabore com a produção científica e cultural.
Proibida a reprodução total ou parcial desta obra sem a autorização do editor.

Nº de Catálogo: **4384**

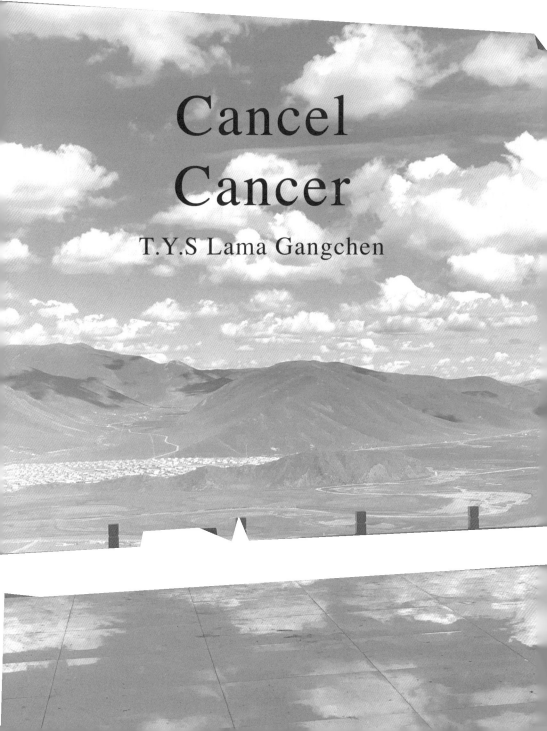

Cancel Cancer

T.Y.S Lama Gangchen

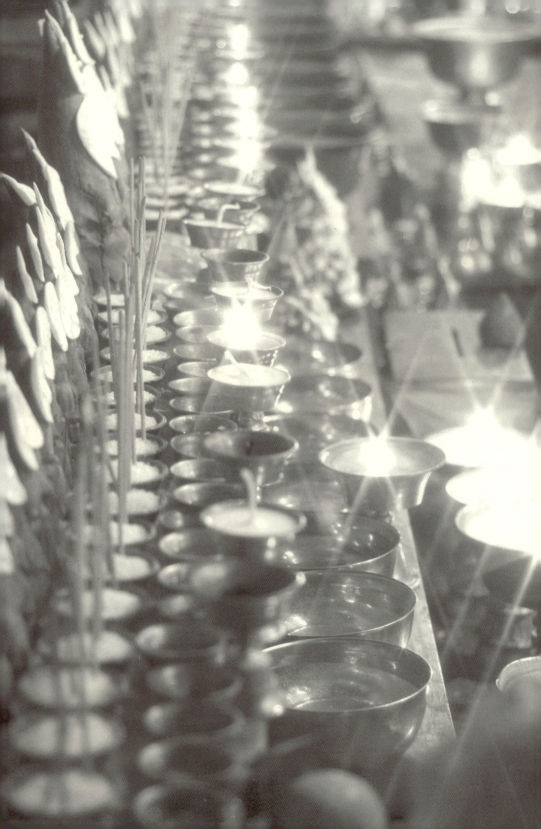

Dedicação

Possam todos aqueles que enfrentam doenças e suas adversidades encontrar escuta, esclarecimento, direção, significado e cura.

Oferenda de luzes. Monastério de Ganden Sumtse Ling, Shangri-la, China, 2009.

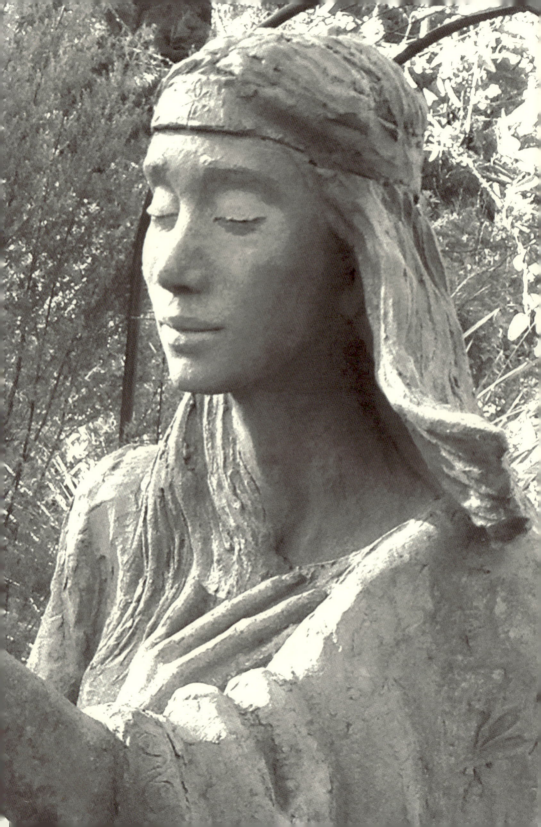

Agradecimentos

À minha mãe, *Elisa Cesar*,
por me inspirar sempre a buscar saúde e longa vida.

Ao meu mestre, *Lama Gangchen Rinpoche*,
que me ensina a ampliar e confiar em nossa mente-coração.

Ao meu filho, *Lama Michel Rinpoche*, que segura minha mão com tempo, calma, sabedoria e amor quando eu mais preciso.

À minha filha, *Fernanda Lenz*,
que sempre me faz sentir a beleza de amar e ser amada.

Ao meu marido, *Peter Webb*, com quem
consigo dançar com alegria a dança dos fenômenos nesta vida.

A *Rocio Blanco*, que dedicou seu tempo e coração para estar ao meu lado nos meus momentos de vulnerabilidade.

Ao meu médico e amigo *Dr. Sergio Klepacz*, que me inspira sempre a olhar além das fronteiras. Não tenho palavras para lhe agradecer por todos os nossos anos de tratamento, amizade e confiança mútua.

| Escultura de Bruno Torft, Marysville, Austrália, 2012.

Ao médico *Dr. Eliezer Berenstein*, por sua amizade e presença incondicional, sempre disposto a me ouvir e a me ajudar.

À endocrinologista *Dra. Ninon Blanco*, pela abertura com que me acompanhou todos esses anos.

Ao médico *Dr. Tian Wen*, que realizou minha cirurgia com toda sua excelência.

Aos médicos *Dr. Flavio Hojaij*, *Dra. Claudia Cozer* e *Dra. Maria Tulpan*, por terem participado do meu caminho de cura.

Ao médico *Dr. Paulo Aguirre Costa*, que tornou o tratamento de iodoterapia possível para ser vivido de forma simples e eficaz.

Ao médico *Dr. Eudes Tarallo*, por tornar meu tratamento no Brasil possível e significativo.

À *Dra. Paula Muti*, por responder prontamente às minhas dúvidas. Suas rápidas e esclarecedoras respostas me ajudaram a me sentir segura e orientada.

A *Amalia di Moia*, por todas as nossas conversas que me ajudaram a aceitar fazer a iodoterapia.

A *Carolina Santiago*, que me deu a chave de uma porta que eu não sabia como abrir.

A *Shirley*, com quem aprendi muito sobre o poder da conexão espiritual, da generosidade e de uma amizade além das palavras.

A *Jasmine*, por sua amorosa dedicação em traduzir e facilitar minha comunicação enquanto estive em Pequim.

A *Keila Bis*, pelo trabalho de edição deste livro, que desde nosso primeiro encontro me ajudou a confiar que valia a pena escrevê-lo.

A *Renata Zincone*, que realizou a arte-final deste livro com dedicação e carinho.

A *Ana Paula Medeiros*, por sua incondicional amizade.

A todos os meus amigos do Dharma no Brasil e na Itália e de nosso grupo do plantio coletivo, que dedicaram suas rezas para que tudo corresse bem, como, de fato, correu. Sentir a presença daqueles que torcem por você torna o caminho mais suave.

A *Marcello Borges*, por sua incondicional ajuda em traduzir textos e e-mails do inglês para o português com prontidão e excelência.

A *Allison Piazza*, da biblioteca da Academia de Medicina de Nova York (The New York Academy of Medicine Library), que me ajudou a encontrar as pesquisas científicas que sustentassem minhas ideias.

Ao meu editor e grande amigo *Jefferson Alves*, que sempre me possibilita expressar o que tenho de mais precioso: a minha conexão com o budismo e seus ensinamentos.

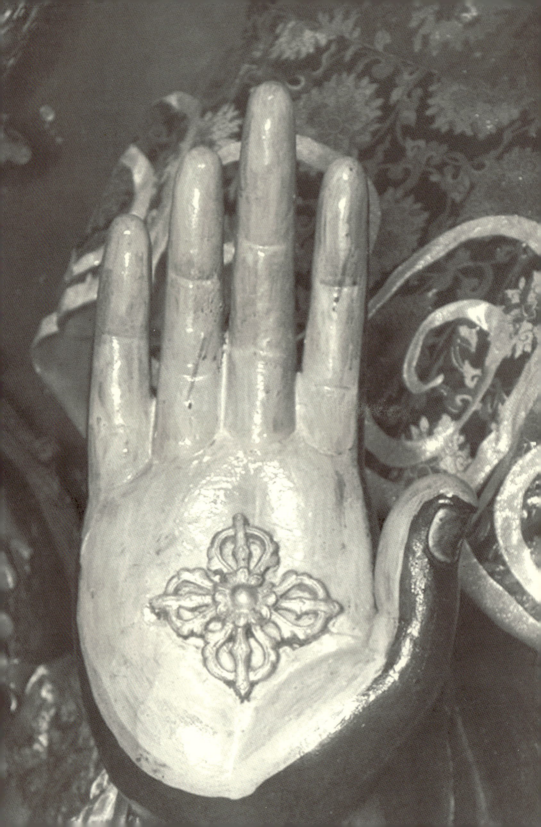

Sumário

Abertura **23**
Prefácio por Lama Gangchen Rinpoche 43
Prefácio por Lama Michel Rinpoche 45

Capítulo 1 .... **47**
12 de junho de 2017
Consulta com o ginecologista
Ops, é câncer!

Capítulo 2 .... **55**
21 de junho de 2017
Consulta com a endócrino

Capítulo 3 .... **59**
30 de junho de 2017
Punção aspirativa por agulha fina (PAAF)

Capítulo 4 .... **63**
Compartilhando a descoberta da punção

Capítulo 5 .... **67**
6 de julho de 2017
Consulta com o cirurgião Dr. Flavio Hojaij

Duplo dordge na palma da mão de uma divindade representa a determinação de usar o método e a sabedoria para remover qualquer obstáculo que nos impeça de atingir a iluminação. Monastério de Gyatse, Tibete, 2011.

Capítulo 6 75
Sentir para pensar melhor

Capítulo 7 85
Pequim, 18 de julho de 2017
Lágrimas da garganta

Capítulo 8 87
"Você fez seu câncer"

Capítulo 9 101
Assim como é no mundo externo, também é no mundo interno

Capítulo 10 109
Será que podemos purificar um ambiente quimicamente contaminado?

Capítulo 11 121
Os fenômenos estão em nossas mãos

Capítulo 12 125
Os fenômenos são malucos

Capítulo 13 131
Sem pressa de ter que dizer algo ou fazer alguma coisa

Capítulo 14 137
Cair na real e criar espaço

Capítulo 15 147
O sentido da vida segundo o budismo tibetano

Capítulo 16 157
"A dor não é um problema; o importante é o resultado"

Capítulo 17 161
Pequim, 18 de julho de 2017
Vou cuidar de você durante a viagem

Capítulo 18 169
Monastério de Yading, distrito de Sichuan, Tibete
21 de julho de 2017
O que em nós pede passagem para fora?

Capítulo 19 175
Monastério de Chong Gu, Tibete
22 de julho de 2017
Acumular energia positiva

Capítulo 20 183
Monastério de Chong Gu, Tibete
23 de julho de 2017
Debate

Capítulo 21 191
Monastério de Chong Gu, Tibete
24 de julho de 2017
Confiar em ser bem tratado

Capítulo 22 195
Parque de Leshan, a uma hora de Chendu,
sul da província de Sichuan, China
26 de julho de 2017
Buddha da Medicina

Capítulo 23 205
Monastério de Denma Gonsar, Tibete
27 de julho de 2017

Capítulo 24 219
Monastério de Denma Gonsar, Tibete
2 de agosto, 2017
Aprender a dizer não
Sonho de cura

Capítulo 25 223
Pequim
5 de agosto de 2017
Operar na China? Ops. Eu topo.

Capítulo 26 229
13 de agosto de 2017
Punção com anestesia

Capítulo 27 235
Tricotar: um modo de meditar

Capítulo 28 243
Ensinamentos de Tara Verde

Capítulo 29 251
21 de agosto de 2017
Buddha Maitreya

Capítulo 30 255
25 de agosto de 2017
Buddha da Compaixão – Chenrezig dos Mil Braços

Capítulo 31 261
Pequim
27 de agosto de 2017
Primeira noite no Hospital 301

Capítulo 32 265
Tiroide: em busca de equilíbrio

Capítulo 33 271
28 de agosto de 2017
A cirurgia

Capítulo 34 275
29 a 31 de agosto de 2017
Pós-cirurgia

Capítulo 35 279
30 de agosto de 2017
Visita de Lama Gangchen Rinpoche

Capítulo 36 283
4 de setembro de 2017
Agora vamos para casa

Capítulo 37 287
15 de setembro de 2017
A dor é inevitável, o sofrimento é opcional

Capítulo 38 291
8 de outubro de 2017
Fazendo as pazes com a iodoterapia

Capítulo 39 295
21 de outubro de 2017
Primeira consulta com o Dr. Paulo Luiz Aguirre Costa

Capítulo 40 299
27 de outubro de 2017
Segunda consulta com o Dr. Paulo Luiz Aguirre Costa

Capítulo 41 301
10 a 20 de novembro de 2017
Preparativos para a iodoterapia

Capítulo 42 305
21 a 25 de novembro de 2017
Iodoterapia

Capítulo 43 309
26 de novembro a 6 de dezembro de 2017
Pós-iodoterapia

Capítulo 44 315
29 de janeiro de 2018
Troca de informações esclarecedoras com o Dr. Tian Wen

Capítulo 45 319
Dezembro de 2017 e janeiro de 2018
Ajustes

Capítulo 46 323
20 de fevereiro de 2018, Nova York
Armour, um hormônio bioidêntico

Capítulo 47 329
5 de março de 2018, São Paulo
Do caos à esperança

Capítulo 48 335
9 de março de 2018, Jundiaí (SP)
Gratidão – consulta com o Dr. Eudes Tarallo

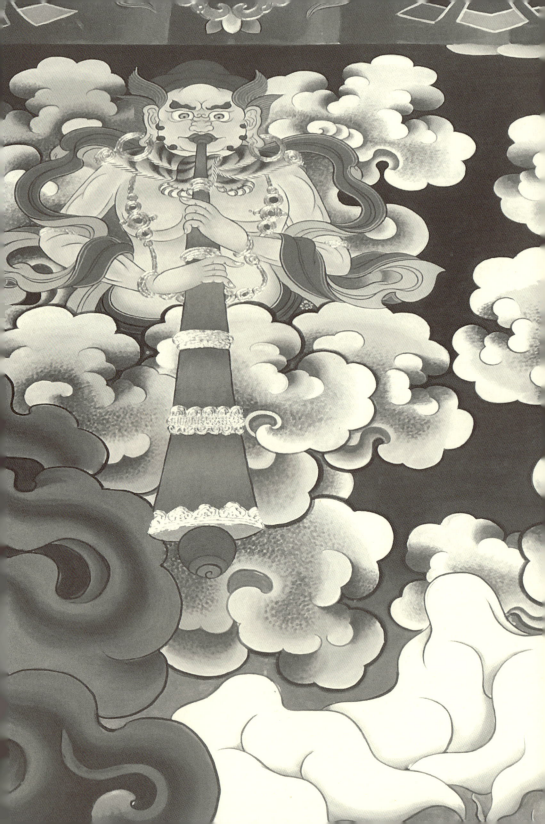

Capítulo 49 ....**343**
"Mova-se para o futuro. Confie nele."

Índice remissivo...**349**
Bibliografia..**359**
Pesquisas científicas..**363**
Sites **366**

Afresco do Monastério de Chong Gu, Parque de Yading, Sichuan, Tibete, agosto, 2017.

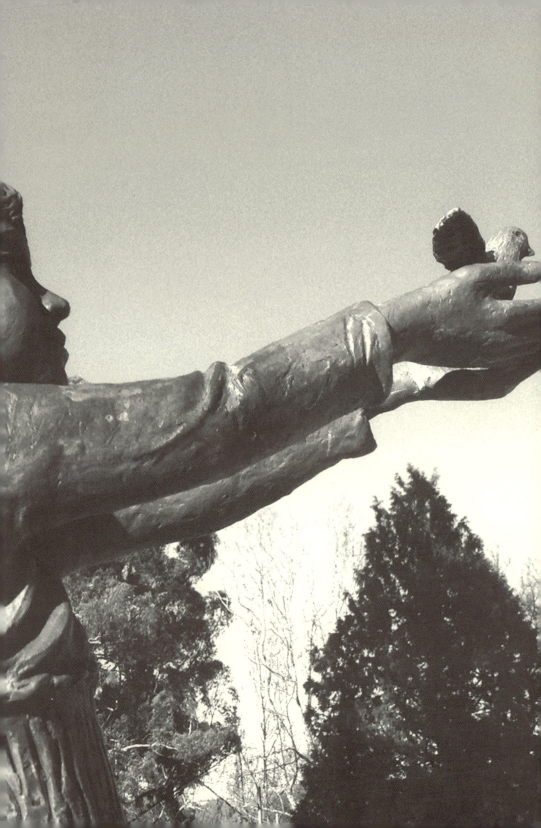

Abertura

A decisão de fazer este livro nasceu do desejo de compartilhar a travessia por uma doença que atinge cada vez mais pessoas: o câncer de tiroide papilífero.[1]

Acredito que uma experiência pessoal compartilhada beneficia tanto quem a escuta como quem a relata. Escutar a narrativa de alguém frente a um desafio comum e face a face com o desconhecido nos ajuda a reconhecer – e aceitar – onde somos fortes e onde somos vulneráveis. Ao passo que contar o que nos aconteceu nesse processo amplia a percepção que temos da nossa própria história.

Escrever este livro foi importante também para me manter motivada a buscar novas informações sobre o câncer de tiroide e os aspectos mais comuns que envolvem esse assunto, como as diferentes opiniões médicas sobre a possibilidade de fazer ou não a cirurgia, a

---

[1] A pesquisa científica "Câncer da tiroide: aumento na ocorrência da doença ou simplesmente na sua detecção", de Laura S. Ward – do Laboratório de Genética Molecular do Câncer da Faculdade de Ciências Médicas da Universidade Estadual de Campinas (FCM) – e Hans Graf – da Unidade da Tiroide da Universidade Federal do Paraná (UFPR) –, diz: "o Câncer Diferenciado da Tiroide (CDT) é o tumor cuja incidência mais cresceu entre os anos de 1992 e 2002 nos Estados Unidos. Já os registros nacionais de câncer [Instituto Nacional de Câncer (Inca) – dados dos registros de base populacional] e publicações brasileiras confirmam o aumento na incidência do CDT, particularmente entre as mulheres, embora, à semelhança do registrado em todo o mundo, também no Brasil a mortalidade pelo CDT esteja diminuindo".
Na Inglaterra, os pesquisadores Joseph J. Wiltshire, Thomas M. Drake, Lesley Uttley e Sabapathy P. Balasubramanian – do Medical School, School of Health and Related Research, Department of Oncology and Metabolism e University of Sheffield – confirmam o aumento do câncer de tiroide na pesquisa intitulada "Systematic review of trends in the incidence rates of thyroid cancer" ("Uma revisão sistemática das tendências dos índices do câncer de tiroide").

Escultura *The new life*, de Bruno Torft, Marysville, Austrália, 2012.

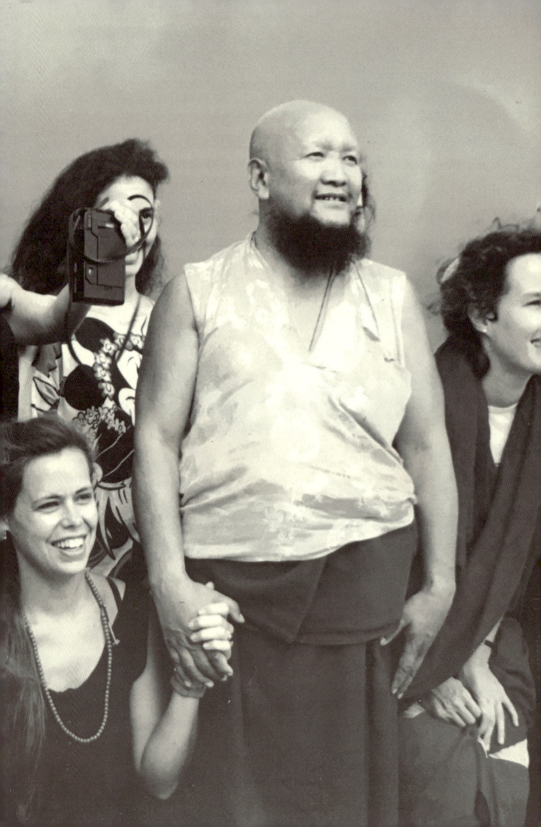

real necessidade da extração total dessa glândula e os tratamentos mais adequados após a cirurgia – a exemplo da iodoterapia e do uso da levotiroxina combinada ou não com outros hormônios naturais bioidênticos.

Pesquisei em inúmeros livros e artigos científicos, conversei e me consultei com diferentes médicos em São Paulo, Jundiaí (SP), Pequim – capital da República Popular da China, onde fui operada após uma viagem pelo Tibete – e em Nova York para tirar minhas dúvidas e também para deixar minha contribuição a todos aqueles que estão passando por essa experiência. Espero ter respondido aos questionamentos mais importantes.

Partilho também muitos dos ensinamentos budistas que venho acumulando e praticando há mais de três décadas e que me acompanharam nessa jornada. Como mãe de Lama Michel Rinpoche e discípula de Lama Gangchen Rinpoche, sempre tive o costume de escrever e gravar o que eles dizem, seja durante seus discursos, seja em situações cotidianas. Poder passá-los adiante faz parte do meu propósito de vida e é sempre um grande prazer. Além disso, deixo registradas em muitos capítulos as instruções do método Experiência Somática, que utilizo na minha clínica como psicóloga. Desejo que essa sabedoria ajude você, querido leitor, a equilibrar corpo, mente e espírito.

Foto de autoria desconhecida. Bel Cesar, Lama Gangchen Rinpoche e Claudia Proushan. Monastério de Sera Me, sul da Índia, 1991.

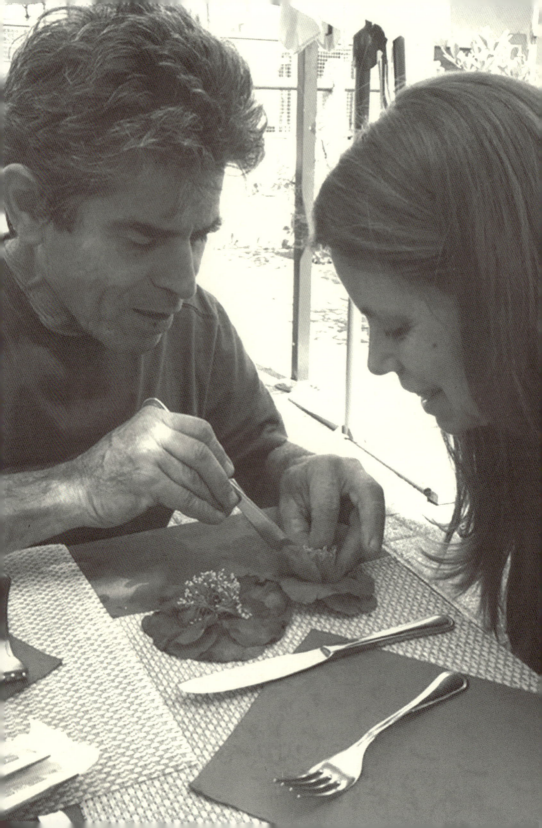

Ter enfrentado e me curado de uma doença séria como o câncer me trouxe muitos aprendizados. Fazer deles um livro é uma forma que encontrei de também agradecer a todos que me acompanharam nesse percurso: médicos, amigos, família e pacientes. Agradeço, em especial, a meus filhos, Fernanda e Lama Michel, meu mestre, Lama Gangchen Rinpoche,[2] meu marido, Peter Webb,[3] e três grandes amigas, Rocio, Shirley e Jasmine. Eles me ajudaram a tornar significativa a vivência de cura do meu câncer. O agradecimento que surge cada vez que cito seus nomes é sem fim e isso me fez sentir capaz de partilhar algo valioso neste livro.

---

2 Lama Gangchen Rinpoche nasceu no Tibete em 1941. É o detentor de uma linhagem ininterrupta de Lamas curadores e mestres tântricos. Recebeu a educação tradicional nos Monastérios de Tashi Lhunpo e Sera Me, no Tibete. Em 1963, após a ocupação chinesa no Tibete, exilou-se na Índia, onde continuou seus estudos filosóficos na Universidade de Varanasi. Em 1983, fixou residência em Milão, na Itália. Desde 2001, vive em Albagnano, nas encostas do Lago Maggiore, no norte da Itália, onde fundou o Albagnano Healing Meditation Centre, sede principal de suas atividades no mundo. Lama Gangchen transmitiu, em 1993, a prática de Autocura Tântrica Ngal-So – um método de meditação para equilibrar o corpo e a mente. Desde então, tem apresentado a série *Autocura Ngal-So*, adaptando os antigos ensinamentos do budismo tântrico de uma maneira moderna, direta e efetiva para serem praticados pelas pessoas do século XXI. Em 1992, criou a Lama Gangchen World Peace Foundation (LGWPF) e a Fundação Lama Gangchen para a Paz Mundial, filiada à Organização das Nações Unidas (ONU), cuja missão é a propagação e o desenvolvimento da cultura de paz.

3 Peter Webb, australiano, formou-se na Austrália em Horticultural Science. Estudou permacultura com o seu mentor, Bill Mollison, e foi responsável pelo Banco de Sementes do Jardim Botânico de Melbourne por três anos. Em 1980, mudou-se para a Inglaterra, onde deu início ao trabalho de cirurgia em árvores e formou-se em agricultura biodinâmica, no Emerson College, em Londres. Desde 1984, passou a morar no Brasil. Por 14 anos, viveu de modo autossustentável em Matutu, no sul de Minas Gerais. Em 1998, mudou-se para São Paulo, onde, desde então, tem administrado cursos e desenvolvido projetos de agroflorestas, agricultura autossustentável, consultoria ambiental, paisagismo, cirurgia em árvores e reflorestamento. Desde 2002, ao unir a permacultura à psicologia do budismo tibetano em parceria com Bel Cesar, desenvolve atividades de ecopsicologia no Sítio Vida de Clara Luz, em Itapevi, interior de São Paulo.

| Foto de Tiziana Ciasullo. Pete e Bel, Verbania, abril, 2017.

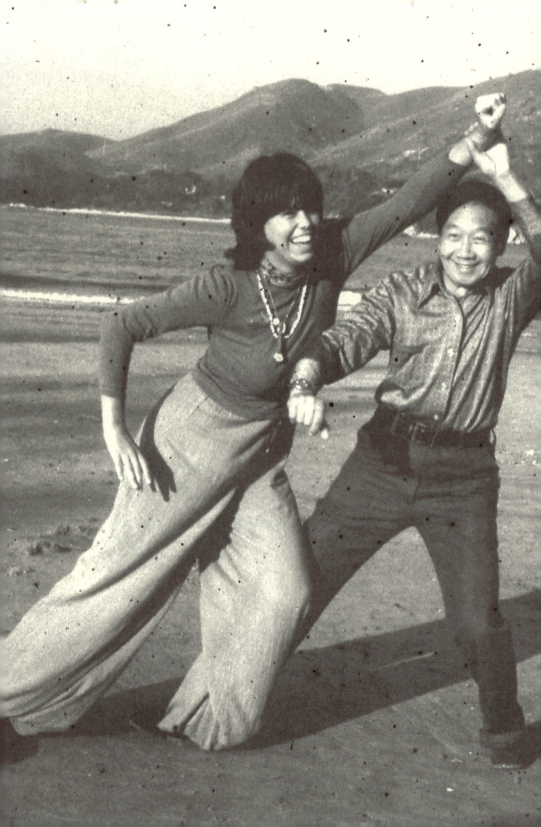

O que torna algo valioso? Para mim, é o seu poder de transformação positiva. A rede da vida é tecida por encontros marcantes. Pessoas que direcionam o rumo de nossa história. Alguns encontros revelam seu potencial de transformação aos poucos. Outros são como um vento forte que arranca bruscamente nossas raízes do chão e abre novos caminhos.

Essa foi a natureza do encontro que tive com meu mestre, Lama Gangchen Rinpoche, em 1987. Sinto que não poderia começar este livro sem antes falar sobre isso, pois muito da ajuda que tanto recebi durante todo o tratamento está associado a ele e a tudo o que aconteceu de transformador depois dele.

Os caminhos que percorri

Apesar de ter crescido numa cultura ocidental, a relação entre um mestre e um discípulo já me era conhecida. Aos 21 anos, havia passado cinco meses em Hong Kong treinando *tai chi* com Sifu, um mestre chinês. Vou contar primeiro como isso se deu para então voltar ao meu encontro com Lama Gangchen. Afinal, essa foi a minha primeira busca espiritual em direção ao budismo.

Meu pai tinha falecido em 1977. Eu estava estudando musicoterapia em Salzburgo, na Áustria, havia um ano. Durante uma atividade meditativa num curso de fim de semana desenhei uma grande flor de lótus. Vi que isso me acalmava. Ainda me lembro de quando o professor

| Foto de autoria desconhecida, Bel e Sifu, Ilha de Lantau, China, 1978.

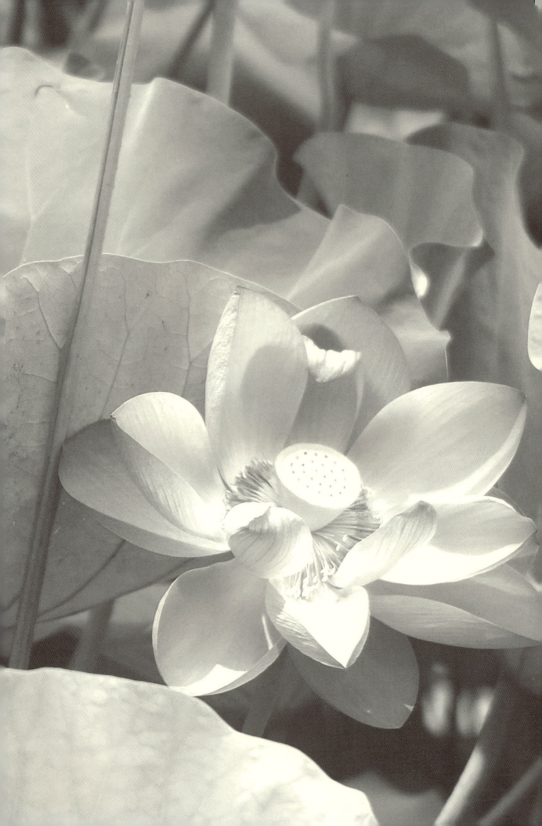

me disse que o lótus representava a união do masculino com o feminino – me pareceu algo de pouca importância. Enrolei o papel e fui para casa satisfeita pela experiência. Quando mostrei o desenho para Maggie, minha professora e amiga no Orff-Institut, que era nascida em Macau, na China, ela me disse: "Por que você não vai atrás das flores de lótus? Nos templos budistas de Hong Kong há flores iguais às que você desenha." O impacto dessa conversa foi tão grande que tranquei minha matrícula no curso e fui morar cinco meses em Hong Kong para aprender *tai chi chuan* com o mestre Sifu, que também havia sido mestre de Maggie. Uma experiência rara naquela época, quando Hong Kong ainda era uma província inglesa.[4]

Todos as manhãs praticava *tai chi* e depois passava o resto do dia visitando os templos budistas decorados com flores de lótus. Apesar de passar horas observando o dia a dia dos templos, tudo me parecia curioso e estranho ao mesmo tempo. Tinha medo e coragem. Foi apenas quando visitei o Templo de Po Lin, no centro da ilha de Lantau, onde vi uma imagem com a qual tive uma forte identificação, que me dei por satisfeita em minha busca pelas *flores de lótus*. Até hoje me lembro do que pensei: "É *isso* o que estou procurando". A imagem era do Buddha da Compaixão – Avalokiteshvara[5] dos Mil Braços. Assim como fiz com o desenho de lótus, *enrolei* essa experiência em minha memória e voltei para o Brasil.

---

[4] Após um século e meio como colônia britânica, Hong Kong voltou a fazer parte da China em 1997.
[5] *Chenrezig*, em tibetano.

| Flor de lótus, Templo de Fayan, Pequim, China, agosto, 2017.

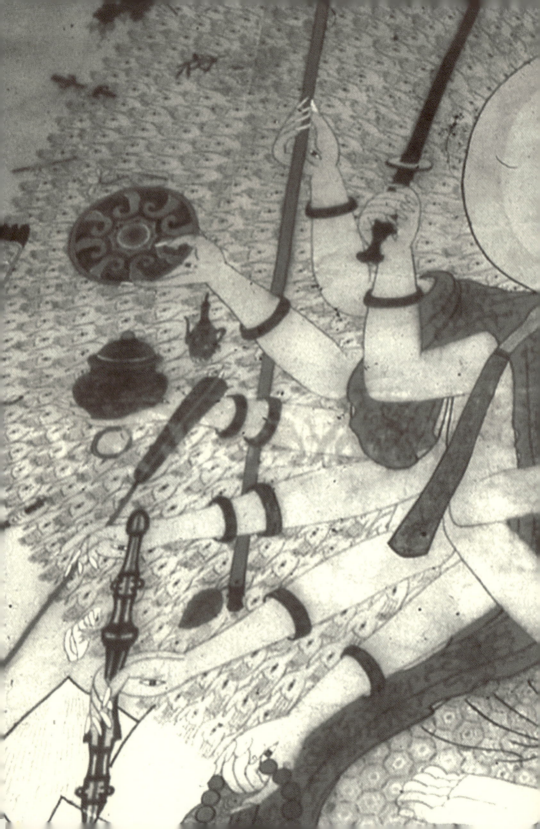

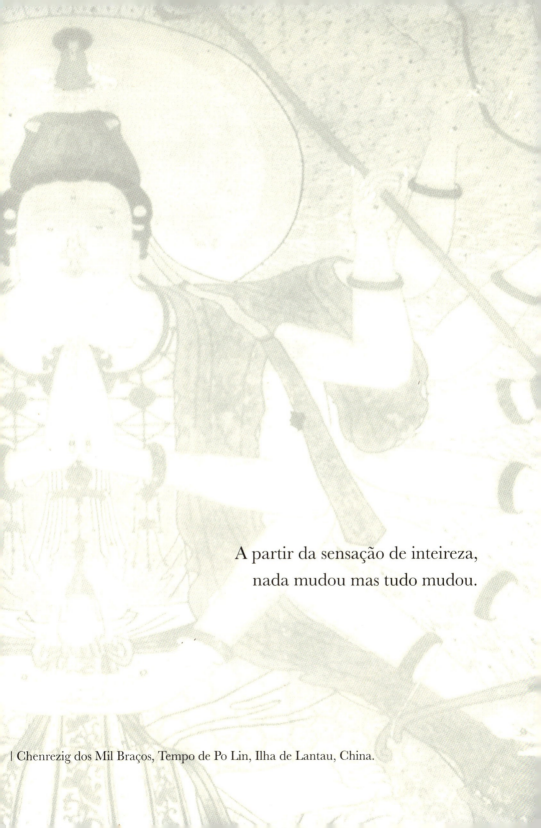

A partir da sensação de inteireza,
nada mudou mas tudo mudou.

| Chenrezig dos Mil Braços, Tempo de Po Lin, Ilha de Lantau, China.

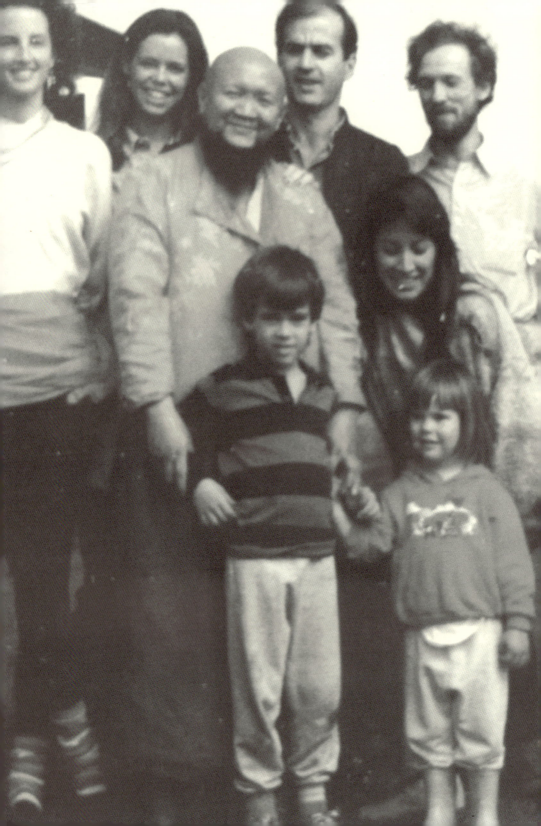

Passaram-se nove anos. Minha vida até que parecia "normal" para quem já havia dado a volta ao mundo em busca de algo maior. Nesse tempo, eu tinha terminado meus estudos em Salzburgo, voltado para o Brasil, casado e tido dois filhos: Lama Michel e Fernanda. Naquela época (1987), estava estudando psicologia e astrologia.

No meu aniversário de 30 anos convidei o astrólogo *Monsieur* Charrete para tomar um chá em casa. Ele veio acompanhado de um casal: Claudio Bianchi, que é italiano, e Monica Benvenuti, brasileira. Foi quando ele me disse: "Trouxe esse casal porque disse a eles que você é a pessoa certa para ajudá-los a trazer um Lama tibetano ao Brasil". Fiquei confusa e feliz. Esse astrólogo havia me dito, certa vez, que eu só iria sossegar no dia em que encontrasse algo que fosse *verdadeiro* para mim.

Confiei na sua proposta e em um mês Lama Gangchen Rinpoche estava no Brasil. Nosso primeiro encontro foi inusitado. Quando nos vimos, tivemos literalmente um ataque de risos. Estávamos simplesmente felizes.

Lama Michel estava com 5 anos, e Fernanda ainda não tinha 2 anos. Na hora de ir embora, Lama Michel me pediu para ficar e dormir com o Lama naquela noite. Achei curioso, pois ele não era de dormir na casa dos outros. Mas, de alguma forma, entendi seu desejo, pois estávamos todos felizes.

Nos dias seguintes, fomos para Ilhabela, no litoral norte de São Paulo, para que Rinpoche e seu assistente, Claudio Cipullo, pudessem

---

Foto de autoria desconhecida, Claudia Proushan, Bel, Claudio Bianchi e Félix.
Lama Gangchen Rinpoche, Monica Benvenuti,
Lama Michel e Fernanda Lenz, Campos do Jordão, abril, 1988.

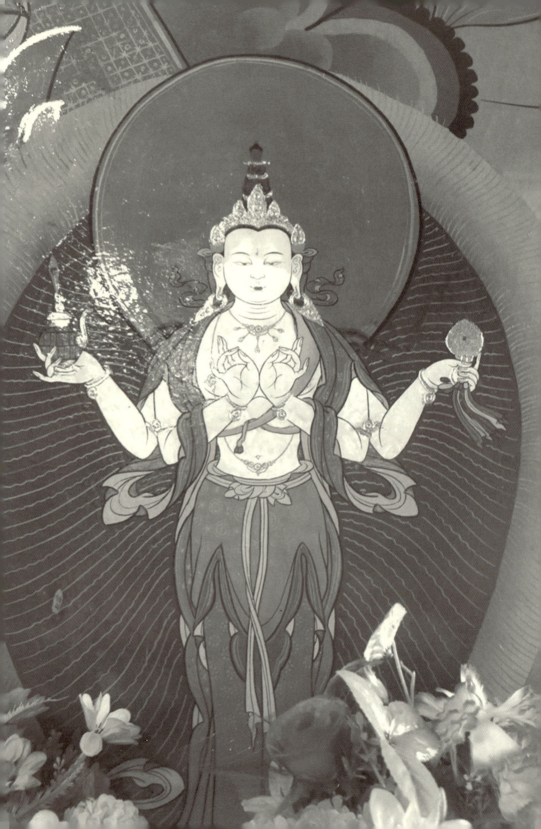

descansar e conhecer um pouco do Brasil antes do retiro que havíamos organizado em Campos do Jordão com um grupo de apenas 20 pessoas.

Claudio Bianchi e Claudio Cipullo me avisaram que Lama Gangchen queria falar comigo em particular. Sem entender nada, fui até o quarto onde ele estava. De costas para mim, fazendo de conta que estava arrumando algo na prateleira praticamente vazia, me disse: "Você vai abrir meu primeiro centro de budismo tibetano no Ocidente".

"Está certo", respondi. Mais uma vez, medo e coragem estavam mesclados dentro de mim. Depois disso não falamos mais a respeito desse assunto. Já estava tudo conversado, mas precisava de tempo para entender o que aquilo significava.

Em Campos do Jordão, enquanto fazíamos a iniciação de Avalokiteshvara (Aquele Que Abre os Olhos), vi a imagem do Buddha da Compaixão novamente. No começo, não sabia se realmente era esse Buddha porque a imagem do Templo de Po Lin tinha mil braços, e essa, apenas quatro. Mas, depois, vim a saber que ambas eram o mesmo Buddha. Durante a cerimônia, Lama Gangchen Rinpoche nos mostrou alguns cartões de bons auspícios: e lá estavam as flores de lótus novamente. Intuitivamente, compreendi que, o que tinha ido buscar em Hong Kong, havia encontrado na minha própria casa no Brasil.

Em 1989, ajudei Lama Gangchen Rinpoche a fundar o seu primeiro centro budista no Ocidente: Centro de Dharma da Paz Shi De Choe Tsog, em São Paulo. Desde então, vários outros centros foram abertos,

Avalokiteshvara (Aquele Que Abre os Olhos).
Monastério de Denma Gonsar, Kham, Tibete, agosto, 2014.

tanto na Europa como na América Latina. Hoje, os ensinamentos do budismo tibetano são acessíveis a quem quer que busque ouvi-los.[6]

Agora, vou contar como meu filho Lama Michel decidiu, por conta própria, seguir o mesmo caminho de Lama Gangchen Rinpoche, o que o levou a se tornar monge aos 12 anos e a viver no Monastério de Sera Me, no Sul da Índia.

A primeira visita de Lama Gangchen Rinpoche no Brasil durou apenas 12 dias. Durante esse período, Lama Michel esteve conosco feliz e concentrado por participar de todas as atividades com muito interesse.

Poucos dias após Rinpoche ter retornado à Itália, Lama Michel, ao acordar, colocou suas mãos em meu colo e me disse: "Mãe, tem alguma coisa estranha acontecendo. Quando eu acordei de manhã, escutei você dizendo: 'Vajrayana, Vajrayana'".

Na época, eu não conhecia a palavra e associei a algo que Lama Gangchen Rinpoche pudesse ter dito durante os ensinamentos. Eu lhe disse que iria procurar saber e depois lhe diria. De fato, "Vajrayana" diz respeito às práticas do mais alto caminho tântrico do budismo tibetano. Intuitivamente, *sabia* que ele poderia ser a reencarnação de um Lama, pois quando traduzi a biografia de Rinpoche já havia compreendido que no Tibete as crianças são reconhecidas como Lamas reencarnados apenas com 3 anos de idade e levadas para viver no monastério. Guardei minha percepção como um se-

---

6 Por exemplo, basta "dar um Google" em "Lama Michel NgalSo Ganden Nyengyu" ou simplesmente em "Lama Michel" no YouTube que é possível acompanhar todos os ensinamentos de Lama Michel proferidos na Itália e no Brasil, quando ele visita o Centro de Dharma da Paz.

gredo. Nos anos seguintes, o budismo permeou nossas vidas. Além de ter aberto o Centro e de ter organizado a vinda de vários Lamas para o Brasil, viajávamos com frequência para a Índia, o Nepal e a Indonésia. Tanto no Brasil quanto nas viagens, Lama Michel sempre se mostrava envolvido e satisfeito de estar entre os Lamas. Quando retornávamos para São Paulo, ele voltava para a escola e para sua rotina na cidade. Em 1992, estávamos no Nepal quando ele, com 12 anos, tomou a decisão de seguir o mesmo caminho de Lama Gangchen. Para tanto, tornou-se monge e foi estudar a filosofia budista na Universidade de Sera Me, no sul da Índia.[7] Na época, apesar de não colocar em dúvida sua decisão, me sentia totalmente despreparada para lidar com essa situação. Já estava divorciada de seu pai fazia alguns anos, e ele permaneceu com Lama Michel por quase dois anos na Índia, enquanto eu voltei com Fernanda para o Brasil.

---

[7] Depoimento de Lama Michel Rinpoche: "A minha experiência pessoal é que muitas vezes passamos a vida dedicando muito tempo e energia para coisas que não nos levam àquilo que gostaríamos. E, por outro lado, não colocamos energia naquilo que pode nos ajudar. Digo isso porque foi assim que fiz minha escolha. Foi uma coisa bem natural. Quando tinha entre 11 e 12 anos, comecei a olhar à minha volta e me perguntar o que eu estava fazendo. 'Muito bem, estamos aqui, estudo matemática, geografia, estudos sociais etc. Mas, para quê?' Hoje eu teria uma resposta diferente, mas a única resposta que me vinha era que iria estudar, ir para uma universidade, me formar, se tudo desse certo teria um trabalho de que eu gostasse e ganharia bem. Desde pequeno gostava de escutar as conversas dos adultos. Olhando à minha volta, nos encontros de família, todos tinham um bom trabalho e uma boa situação financeira, mas estavam sempre reclamando de alguma coisa. Quando eu estava junto com meu mestre, Lama Gangchen, eu notava que ele sempre estava feliz, satisfeito e equilibrado. Aí pensei: 'Eu quero ser assim, esse é meu objetivo'".

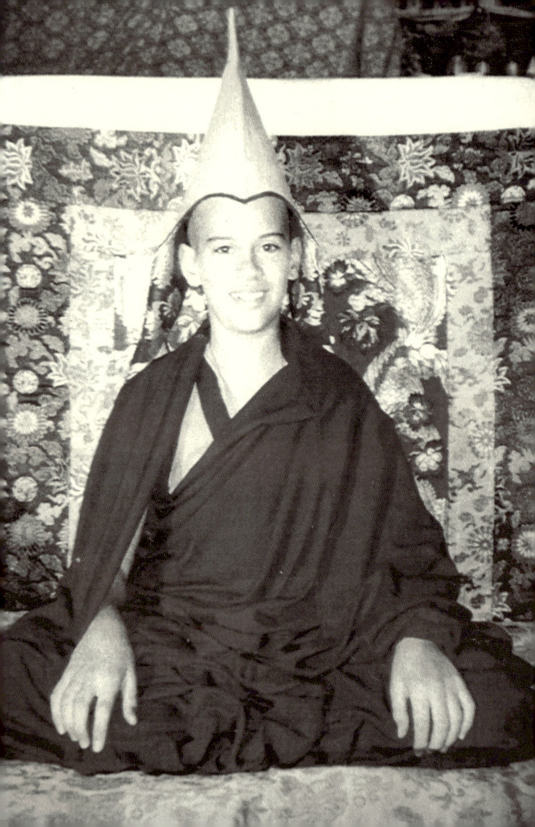

Com o passar dos anos, quando Lama Michel passou a dar ensinamentos, revelou o que fez com que ele tomasse sua decisão. Em julho de 1994,[8] Lama Michel foi entronizado no Monastério de Sera Me como a reencarnação de Lobsang Choepel, sendo assim reconhecido pela sociedade tibetana como Lama.

Estamos em 2018, portanto, já se passaram 24 anos. A questão de ser uma reencarnação nunca fez parte de nossas conversas. Lama Michel viveu no Monastério de Sera Me por 12 anos. Depois, transferiu-se para a Itália e concluiu seus estudos com viagens anuais ao Tibete para estudar no Monastério de Tashi Lhunpo, em Shigatse. Todos os anos vem ao Brasil nos visitar para realizar ensinamentos e retiros espirituais.

Ter os mesmos princípios de vida nos mantém próximos, apesar de morarmos em países diferentes. Espero que você, leitor, também se sinta próximo ao caminhar comigo neste processo de um novo ajuste de vida.

---

[8] Em maio de 1994, Lama Gangchen Rinpoche havia declarado abertamente, numa carta, informações sobre as reencarnações prévias de Lama Michel. Nessa carta, disse que, desde quando o conheceu, em 1987, vinha analisando, em seus profundos estados de meditação, os inúmeros sinais auspiciosos, mensagens, visões e sonhos que surgiam relativos às suas reencarnações. "Muitos são incríveis, mas estão além das palavras", comentou Rinpoche na carta.

Lama Michel Rinpoche aos 12 anos durante a cerimônia de entronização no Monastério de Sera Me, sul da Índia, julho, 1994.

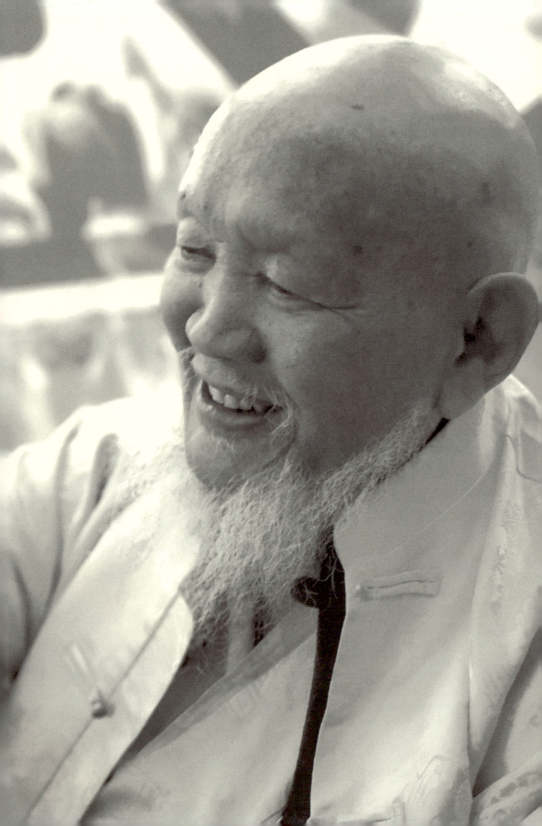

Prefácio por Lama Gangchen Rinpoche

Faz muitos anos que conheço a Bel. Desde a primeira vez que a encontrei no Brasil, em 1987, ela estava à procura de orientação espiritual para si e para o seu trabalho como psicoterapeuta. Fico muito feliz em ver que, desde então, ela tem integrado os ensinamentos de Buddha e a prática da Autocura NgalSo em sua vida, assim como em seu trabalho como psicóloga.

A partir da própria experiência, ela conseguiu expandir seu trabalho no campo do cuidado psicológico e beneficiar muitos pacientes, em particular os doentes terminais.

Neste livro, Bel relata, sob a perspectiva do paciente, como lidou com todos os altos e baixos que surgiram das diferentes circunstâncias de sua própria doença, o câncer de tiroide.

Há 30 anos que Bel nos acompanha em nossas peregrinações ao Nepal, Índia, Tibete, China e Mongólia. Neste livro, ela compartilha também como visitar lugares sagrados no Tibete, conviver com mestres espirituais e realizar práticas budistas foi essencial para ajudá-la a superar os tempos difíceis, dando-lhe força e energia.

Parabenizo-a com a publicação deste livro e espero que ele beneficie muitos leitores. Que este livro dê inspiração a eles para integrarem a prática espiritual em sua vida diária.

Possam todos aqueles que sofrem com doenças físicas ou mentais serem rapidamente curados através do esforço da grande compaixão que beneficia o ser interno e externo.

T.Y.S. Lama Gangchen
Albagnano, Itália
10 de fevereiro de 2018

Lama Gangchen Rinpoche,
Monastério de Denma Gonsar,
Kham, Tibete, agosto, 2017.

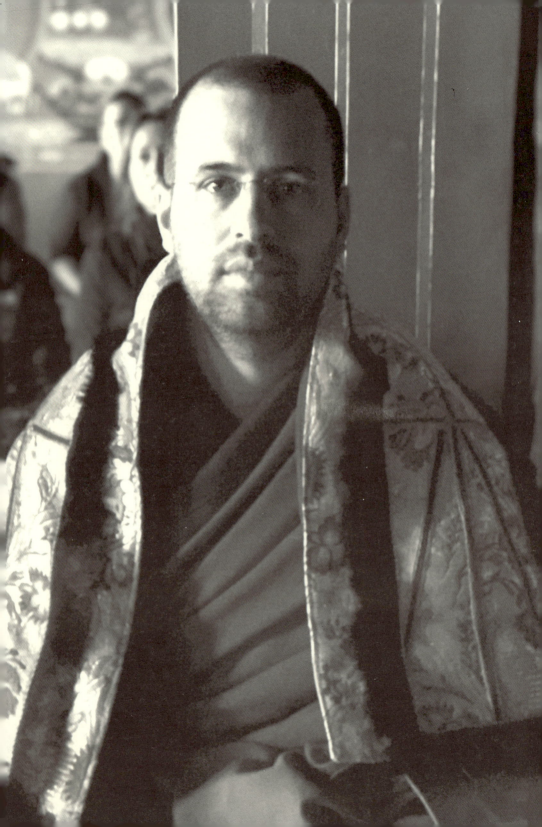

Prefácio por Lama Michel Rinpoche

Cada um de nós somos seres únicos, diferentes uns dos outros, porém, ao mesmo tempo, muito parecidos.

Experimentamos realidades, mesmo que diferentes, muito parecidas. Por isso as experiências que vivemos não só transformam a nossa própria realidade, mas podem ajudar outras pessoas a viver de forma melhor a própria.

A doença é uma forte experiência de transformação.

Se pudermos compartilhar a experiência de alguém que pode viver a doença como uma transformação positiva e superar suas dificuldades, irá nos ajudar a superar nossas próprias dificuldades e ganhar esperança.

Admiro a força e a positividade com a qual minha mãe lidou com sua doença e sua generosidade em compartilhar sua preciosa experiência através deste livro.

Lama Michel
Albagnano, Itália
10 de maio de 2018

Lama Michel Rinpoche. Monastério de Denma Gonsar, Kham, Tibete, agosto, 2017.

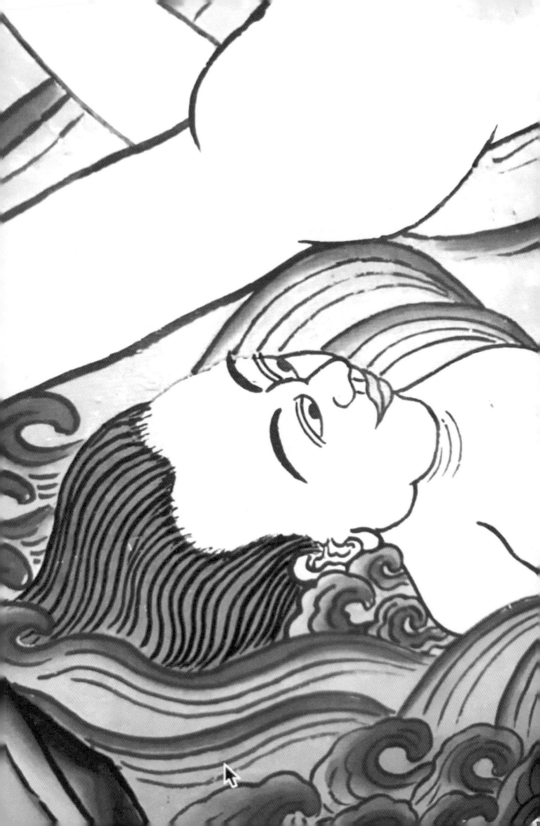

Capítulo 1

12 de junho de 2017
Consulta com o ginecologista
Ops, é câncer!

Cresci sabendo que em nossa família somos suscetíveis a ter câncer. Por isso, quando meu ginecologista, o Dr. Eliezer Berenstein,[9] olhou meus exames de imagem da tiroide e disse "ops", eu não me surpreendi. Meu primeiro pensamento foi: "Desta vez, não passei. Uma hora ia acontecer."

— Seu ultrassom da tiroide indica nódulos tiroidianos bilaterais, à direita, de limites maldefinidos, com calcificações internas e vascularização central. Você precisa marcar uma consulta com a sua endócrino.

— Ok, mas estou com uma viagem marcada para o Tibete daqui a três semanas. Algum problema se eu cuidar disso na volta?

— Não, nenhum.

---

[9] Médico, ginecologista, homeopata e estudioso da mulher (feminólogo).

| Afresco do Templo de Khangkar Ling, Sichuan, Tibete, julho, 2017.

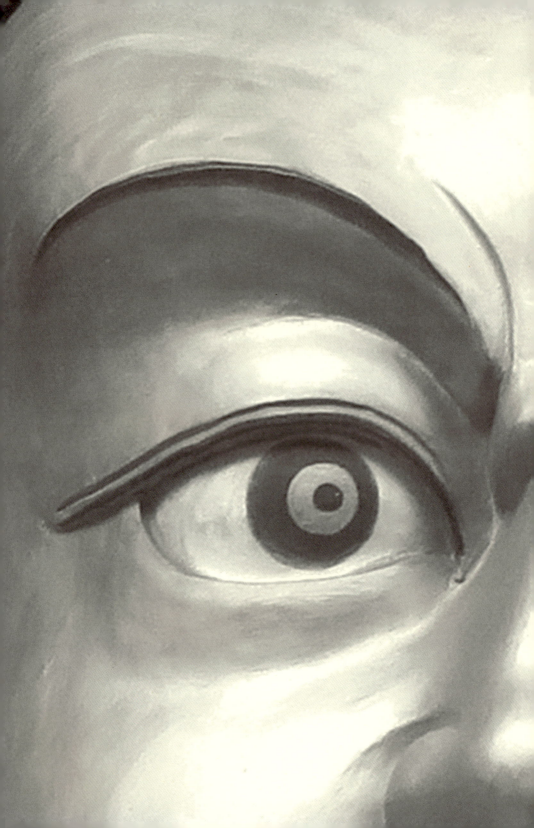

O silêncio é rápido quando
tudo já está subentendido.

Estátua de Buddha, Albagnano Healing Meditation Centre,
Albagnano, Itália, abril, 2017.

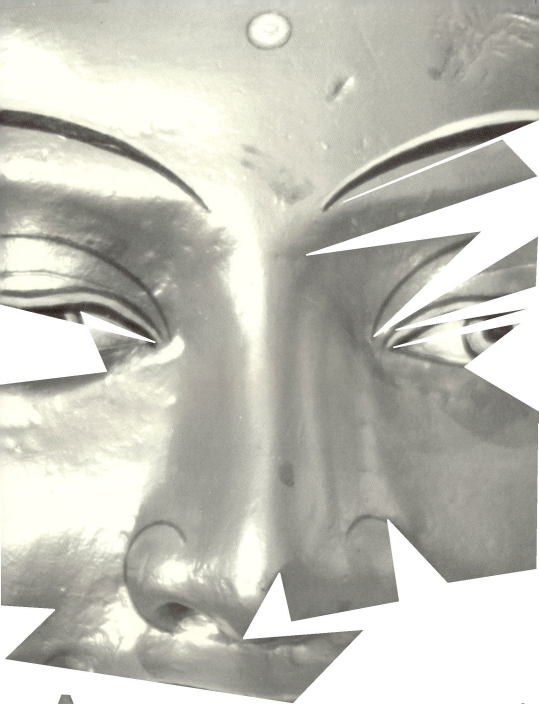

Simplesmente não havia muito o que conversar. Entendi claramente que tinha câncer e que teria de tirar a minha tiroide quando ele concluiu brevemente em voz baixa:

— Minha esposa disse que a vida dela ficou mais fácil sem a tiroide.

— Ok, vou procurar a endócrino antes de viajar.

Saí do consultório com a confiança de que poderia lidar bem com o que quer que estivesse para ocorrer se respeitasse o meu tempo interior. Tempo de pensar, de colher novas informações, de questioná-las e, acima de tudo, tempo de senti-las. Para tanto, sabia que era necessário ir aos poucos.

Como o Dr. Eliezer disse que não precisaria me apressar, isso me desobrigou da urgência de marcar logo uma consulta com a endocrinologista Dra. Ninon Lorena Branco. Pensei: "Ok, entendi que é câncer, mas posso me dar um tempo para ver o que se passa dentro de mim, antes de qualquer outra informação". Algo mais ou menos assim: se estou prestes a mergulhar num mar de água gelada, posso primeiro só molhar os pés, ao invés de sair me atirando.

Marquei a consulta com a endócrino somente para a semana seguinte. Contei para os meus filhos, Fernanda e Lama Michel, para meu mestre, Lama Gangchen Rinpoche, e para o meu marido, Peter Webb – "Pete", como estou acostumada a chamá-lo –, sobre a suspeita de estar com câncer na tiroide. Mas procurei não falar muito a respeito porque sabia que teríamos muito a conversar durante o tratamento nos próximos meses. Eu primeiro precisava estar colada em mim mesma.

| Estátua budista, Monastério de Denma Gonsar, Kham, Tibete, agosto, 2014.

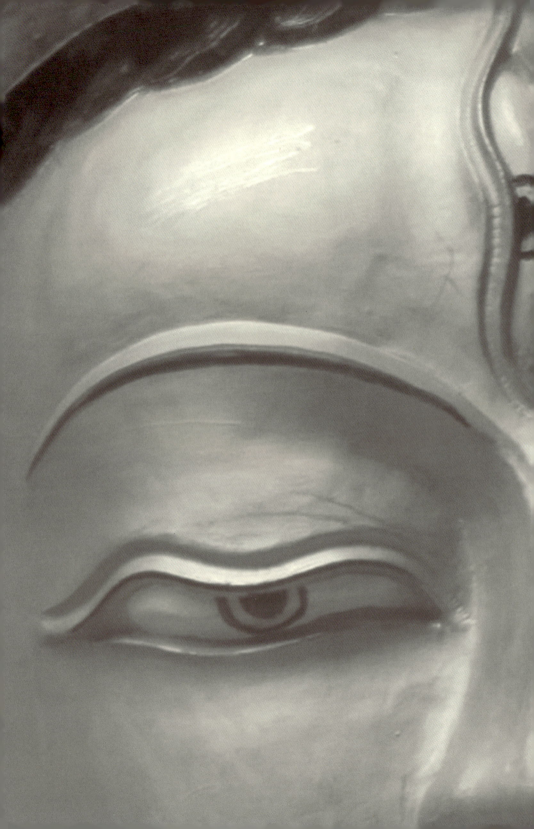

Não estava sofrendo em silêncio.
Ao contrário, me sentia bem
em preservar a minha energia,
na medida em que acolhia
o que vinha na minha mente,
tanto as questões práticas quanto as emocionais.

Assim como Lama Gangchen Rinpoche
ensina sobre o que devemos dizer
para nós mesmos quando
nos sentamos para meditar:
"Mente, pode vir, pode ficar aqui,
não precisa ir embora, não.
Eu vou ser legal com você."

| Estátua budista, Monastério de Denma Gonsar, Kham, Tibete, agosto, 2014.

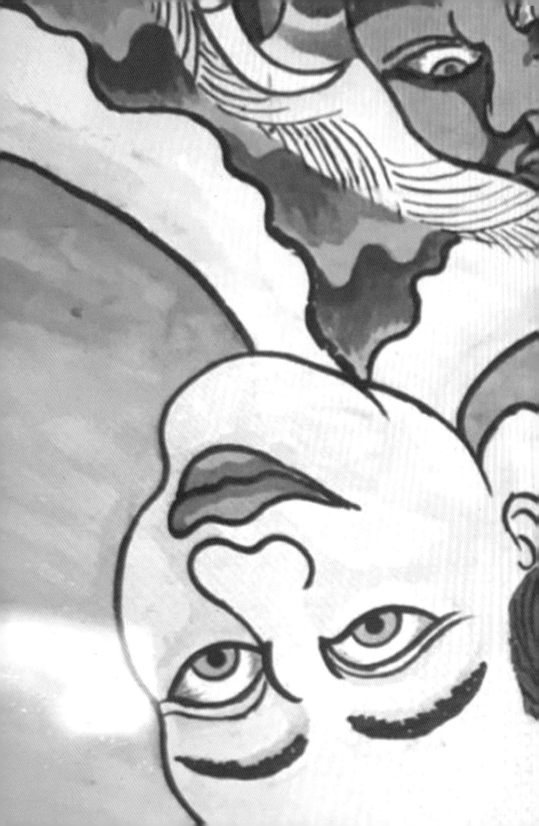

Capítulo 2

21 de junho de 2017
Consulta com a endócrino

A Dra. Ninon me explicou o que lhe chamou a atenção nos resultados da ultrassonografia da tiroide com Doppler colorido:

— Você tem os nódulos tiroidianos bilaterais à direita, de limites maldefinidos, com calcificações internas e vascularização central. Isso significa que há um grande indício de ser câncer de tiroide. Conforme os resultados da ultrassonografia, podemos encontrar seis categorias de diagnóstico de câncer, você está na quinta, que acusa suspeita de malignidade. É melhor fazermos uma punção — após essa conversa, pesquisei no Google as outras categorias.[10]

Saí dessa consulta no mesmo estado em que saí da consulta com o meu ginecologista: "Já entendi tudo, mas prefiro ir aos poucos". Naquele momento, não coloquei em dúvida que poderia haver a possibilidade de não fazer a punção. No entanto, após o final do

---

10 Informações retiradas do site do laboratório A+ Medicina Diagnóstica (Disponível em: <www.amaissaude.com.br>. Acesso em: 23 abr. 2018):
1- *Insatisfatório:* recomenda-se repetir a punção.
2- *Benigno:* recomenda-se acompanhar.
3- *Atipia ou lesão folicular de significado indeterminado*: recomenda-se repetir a punção depois de três a seis meses.
4- *Neoplasia folicular ou suspeito para neoplasia folicular:* recomenda-se realizar lobectomia.
5- *Suspeito de malignidade:* recomenda-se realizar tiroidectomia total ou lobectomia.
6- *Maligno:* recomenda-se realizar tiroidectomia.

| Afresco do Templo de Khangkar Ling, Sichuan, Tibete, julho, 2017.

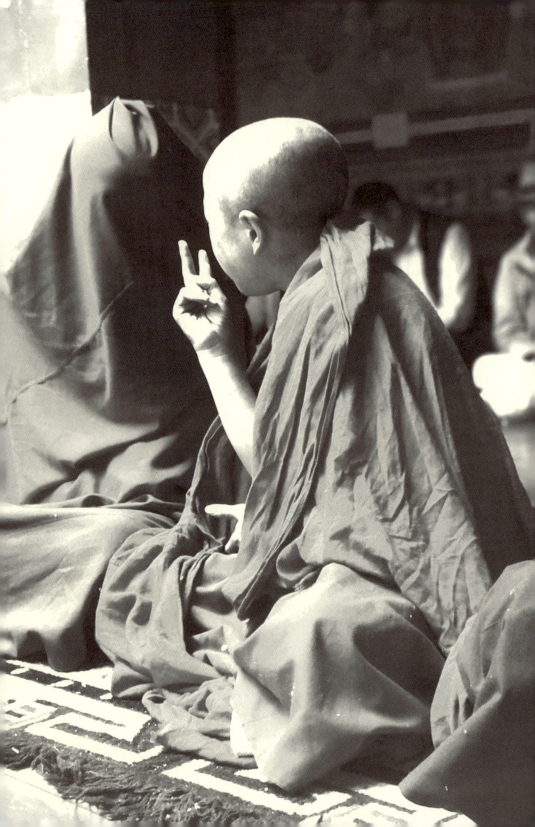

tratamento, depois de já ter feito a cirurgia, em uma conversa com a endocrinologista Dra. Claudia Cozer,[11] soube que existe a opção de não puncionar. O que se faz é um acompanhamento dos nódulos observando o crescimento deles.

— Não existe um consenso sobre quando ou não puncionar. Tanto está correto puncionar como não. Se você for em dez endócrinos, cinco mandarão você puncionar, e cinco, não. Todos estão certos. Os critérios de malignidade detectados pelo seu ultrassom são: ser de um tamanho maior que um centímetro, ser sólido com aspecto isoecoico, ter calcificações puntiformes dentro e ter circulação. No seu caso, o critério usado para fazer a punção não foi o tamanho, pois tinha apenas meio centímetro, mas sim evidenciar microcalcificações. É preciso ver o quanto o paciente fica tranquilo sem fazer a punção, principalmente se existem casos de câncer na família, como é o seu. Nos Estados Unidos, em um caso como o seu, de suspeita de carcinoma papilífero, com meio centímetro, sem grandes gânglios, a cirurgia não é indicada. Eles só acompanhariam e, às vezes, se fosse feita uma cirurgia, optariam somente por tirar o nódulo, e não a tiroide toda. O que se tem visto é que o nódulo pode não evoluir. A pessoa pode morrer com 100 anos com o nódulo do mesmo tamanho. No Brasil, ainda somos mais invasivos e menos conservadores, pois há pouco embasamento científico para ter um diagnóstico de carcinoma e não se fazer nada — explicou-me a Dra. Claudia.

---

11 Disponível em: <https://www.hospitalsiriolibanes.org.br/hospital/especialidades/centro-diabetes/Paginas/claudia-cozer.aspx>. Acesso em: 23 abr. 2018.

| Monges, Templo de Yadign, Sichuan, Tibete, julho, 2017

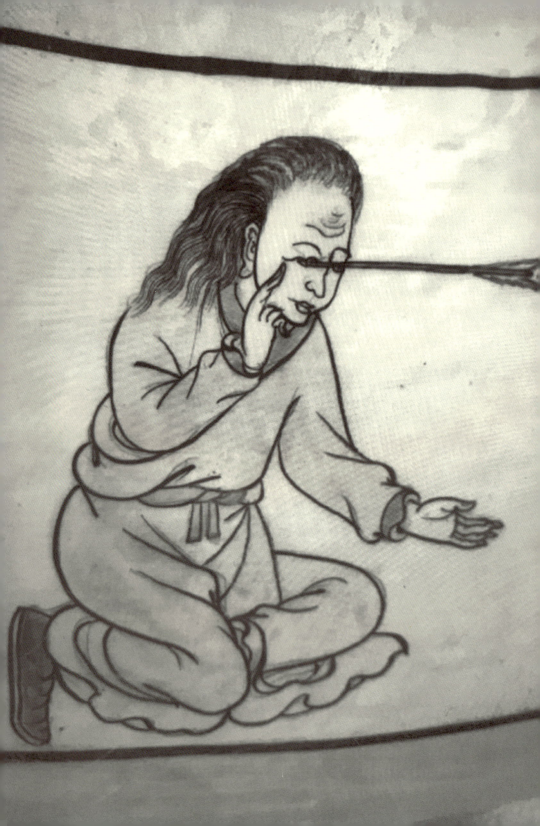

Capítulo 3

30 de junho de 2017
Punção aspirativa por agulha fina (PAAF)

A biópsia por aspiração com agulha fina é considerada um método simples de diagnóstico. Eu fiz num laboratório. A anestesia local pode ou não ser usada. Em mim, não usaram. Uma agulha fina é introduzida no nódulo e através dela obtém-se uma amostra do tecido. Esse exame é feito com a ajuda de ultrassonografia. O procedimento é repetido duas ou três vezes para que o médico tenha amostras de diferentes áreas. No meu caso, repetiram duas vezes. Em seguida, o resultado foi examinado no microscópio em busca de células cancerosas.

O exame é rápido, dura menos de 20 minutos. Apesar disso, quando terminou, pensei: "Por que mesmo decidi fazer esse exame desacompanhada?". Se soubesse que iria doer tanto, não teria ido sozinha. Fui pega de surpresa. Não pensava que me sentiria fragilizada.

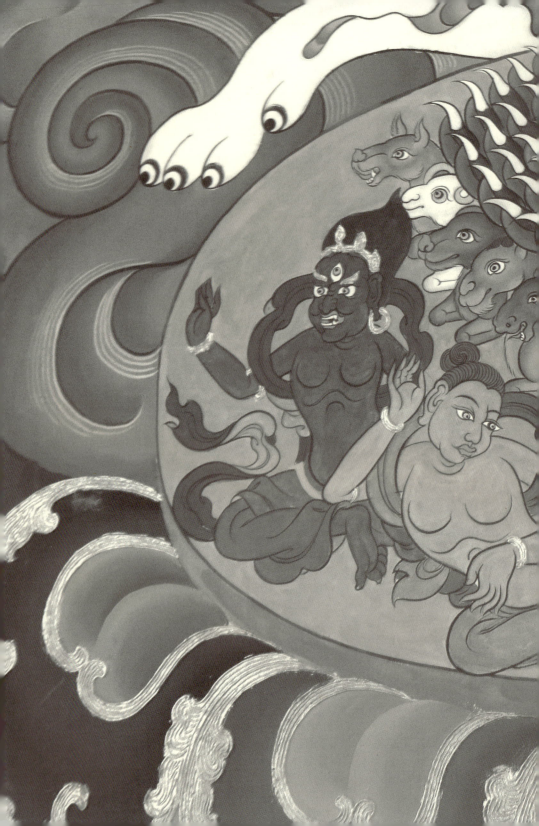

O médico insistia que não doía
mesmo quando eu gemia de dor.
— Deve ter pego um nervo,
pois em geral não dói — dizia ele.

A carga de azar acabou sobrando para mim.

Investiguei com o médico a sua opinião sobre
o nódulo puncionado. Ele me disse abertamente:
— Nódulos como esse são uma forte indicação de câncer.
Pensei: "É, tenho mesmo que assimilar essa ideia".

Depois de me vestir, sentei na sala de espera.
Pete era a primeira pessoa com quem queria falar.

| Afresco do Templo de Khangkar Ling, Sichuan, Tibete, julho, 2017

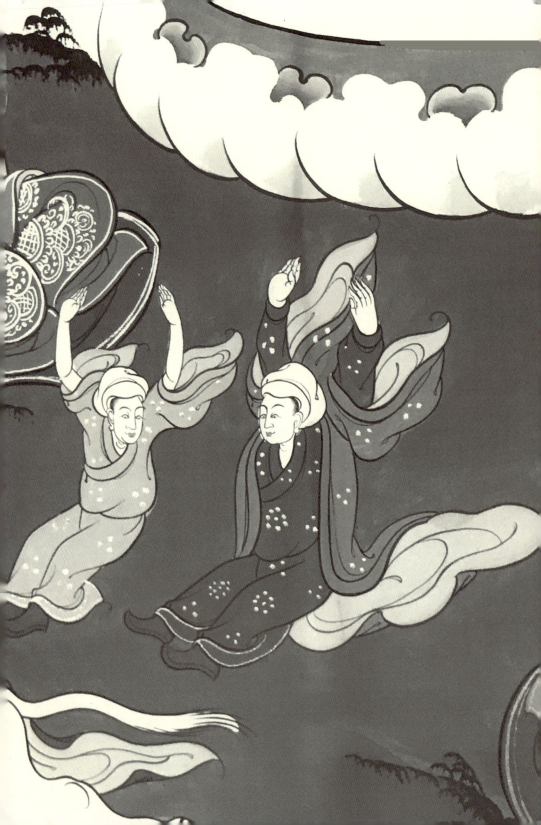

Capítulo 4

Compartilhando a descoberta da punção

Da própria sala de espera, telefono para Pete, meu parceiro incondicional. Logo me veio a vontade de chorar. Como é bom compartilhar uma dor, expressar nossa vulnerabilidade com alguém em quem confiamos. Estava me sentindo frágil, e Pete, com seu jeito calmo e doce, soube me acolher.

Em seguida, liguei para a minha filha, Fernanda, que estava com 32 anos. Fê, como costumo chamá-la, é empática e muito amorosa. Estamos habituadas a conversar sem receios sobre o que quer que se passe em nosso interior. Ao contar para ela sobre o exame, começo a chorar mais intensamente. Como não havíamos falado muito a respeito, esse foi o primeiro momento em que assumi meu diagnóstico para ela. Quando conto que realmente é câncer, soluço como criança quando está sentida. Choramos juntas até conseguirmos conversar um pouco mais e nos sentirmos prontas para nos despedirmos.

Tive sorte de poder chorar na sala de espera vazia. Esperei meu corpo se acalmar e, quando algumas pessoas chegaram, fui embora.

No carro, liguei para meu filho, Lama Michel, e depois para meu mestre, Lama Gangchen Rinpoche. Mais uma vez, senti alívio em chorar. Com eles, choro como adulta: as lágrimas escorrem sem

| Afresco do Templo de Khangkar Ling, Sichuan, Tibete, julho, 2017

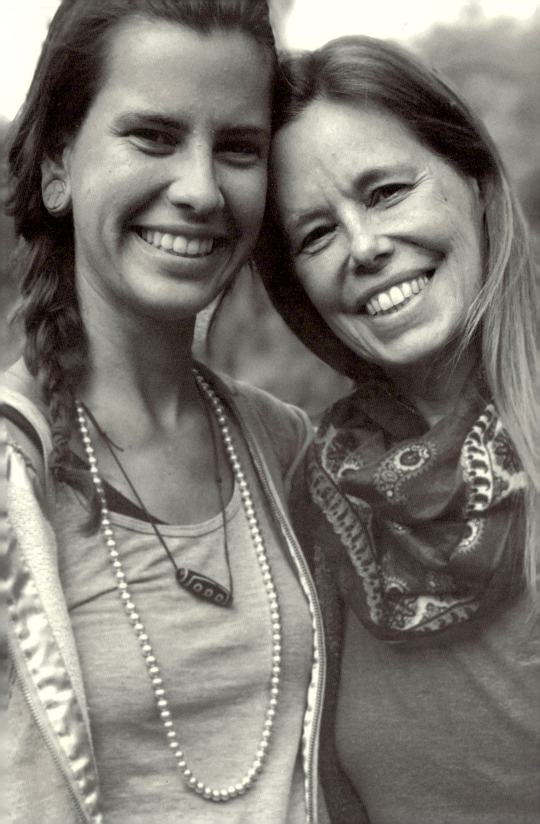

soluçar. A certeza de que me apoiariam durante todo o processo era um sentimento familiar. Quando desliguei, pensei: "Agora só falta a minha mãe".

— Mãe, você pode falar?

— Sim, filha.

— Então, pelo jeito é câncer mesmo.

— Eu não poderia dizer isso para a minha mãe — ela respondeu.

— Mas você é minha mãe e sei que aguenta!

Rimos mais relaxadas. Ela concluiu:

— Eu te agradeço por ter me dito.

Até hoje me emociono quando me recordo das suas palavras.

Há pouco mais de dez anos, em 1997, havia sido eu quem tinha dito a ela sobre o seu diagnóstico de leucemia. Como meu pai tinha falecido de leucemia mieloide aguda, bastou lhe dizer: "Mãe, você realmente gostava muito do papai". Foi o suficiente para ela me olhar e me perguntar com lucidez: "Tenho leucemia?".

Minha mãe está curada. Minha irmã teve câncer de mama e o mesmo que eu, de tiroide, e também está curada. Então, podia confiar que câncer tem cura.

Aliás, o prognóstico de cura do câncer da tiroide é bem alto. Segundo o cirurgião de cabeça e pescoço Dr. Dorival de Carlucci Jr., médico do Hospital São Luiz, de São Paulo, aproximadamente 97% dos pacientes com câncer de tiroide são curados. E apenas 3% acabam passando pelo processo de metástase.

Foto de Wagner Brazil. Fernanda e Bel no Sítio Vida de Clara Luz, Itapevi, São Paulo, setembro, 2017.

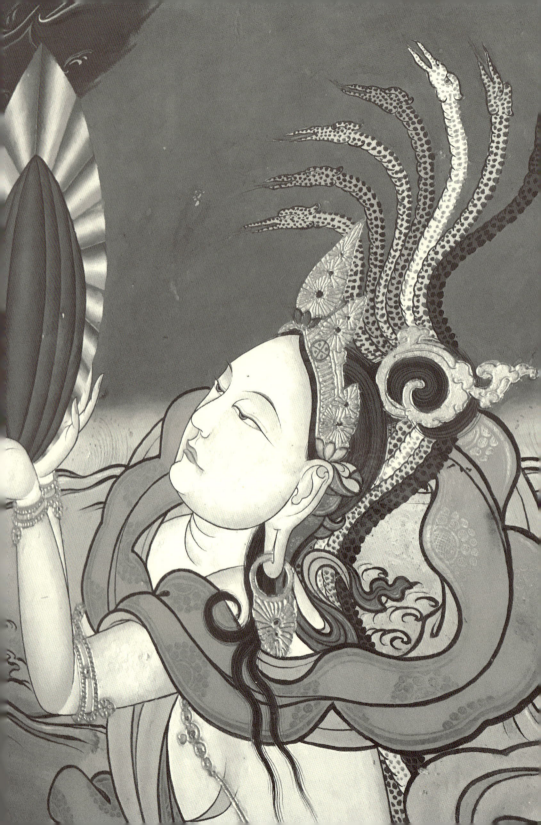

Capítulo 5

6 de julho de 2017
Consulta com o cirurgião Dr. Flavio Hojaij

Após cinco dias de uma espera já prevista, recebi o resultado da punção, que dizia:

"Parênquima com textura homogênea, exceto pela presença de nódulos, assim distribuídos:

Lobo direito: no terço médio, nódulo sólido hipoecoico, arredondado, circunscrito, de limites maldefinidos, com pontos hiperecogênicos internos sugestivos de calcificações, medindo 0,5 x 0,4 x 0,4 cm, apresentando vascularização central ao Doppler colorido. Lobo esquerdo: no terço inferior, nódulo misto (sólido-cístico), circunscrito, medindo 0,8 x 0,7 x 0,4 cm, sem fluxo expressivo ao Doppler colorido. Não há evidências de linfonodomegalias. Interpretação: achados citológicos suspeitos para carcinoma papilífero – categoria V de Bethesda."

Ok. Então o meu câncer chamava-se *carcinoma papilífero*. No livro *The Thyroid, Cancer and You*, a autora Angelika Wolfe diz: "É o câncer de tiroide mais comum. Atinge 70% dos casos, e pode ocorrer em qualquer idade. Muitas vezes está associado a uma história de

Naga, ser da natureza, fazendo oferenda a Buddha. Templo de Lungrig Rinpoche, Qinghai, Sichuan, Tibete, julho, 2017.

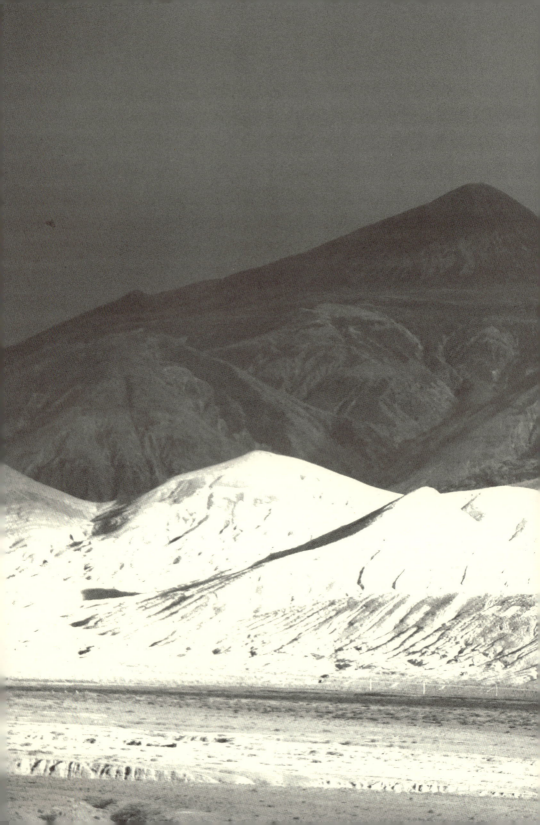

exposição a radiação. Pode haver também uma predisposição genética para esse tipo de câncer. Apesar de ter um crescimento lento, ele pode atingir os gânglios linfáticos do pescoço. Pacientes com carcinoma papilífero que têm um tumor primário intranodal (confinado à glândula tiroide) têm um prognóstico excelente: apenas um em cada 100 pacientes morre de câncer de tiroide após 25 anos."[12]

Existem outros tipos de câncer de tiroide: o *carcinoma folicular* é mais comum em regiões em que a população não recebe suprimento de iodo adequado na alimentação, é pouco agressivo e corresponde a cerca de 15% dos pacientes; e outros tipos mais raros e agressivos como o *medular* e o *anaplásico*.

Levei o resultado para o Dr. Flavio Hojaij, especialista em cirurgia de cabeça e pescoço, indicado pela minha endocrinologista, a Dra. Ninon. Pedi a ele para gravar essa consulta.

Aliás, costumo gravar tudo que necessito entender com mais atenção. Assim, no momento da conversa posso ficar conectada com as sensações físicas de conforto e desconforto que vão surgindo, pois são elas que me dizem o que preciso compreender melhor. A teoria, depois posso apreender ao máximo, mas a coerência entre o que escuto e sinto é que me ajuda a ter a calma necessária para andar em cordas bambas. Sentir meu corpo dessa forma me ajuda a me manter presente mesmo ao ouvir o que não gostaria de saber. Afinal, para mim, não era nada confortável saber que teria que extrair minha tiroide.

---

12 WOLFE, Angelika. *The thyroid, cancer and you*. Bloomington, EUA: Xlibris Corporation, 2003, p. 23.

| Tibete Central, agosto, 2011.

Se, devido à ansiedade frente a essa notícia, tivesse deixado escapar alguma informação, depois poderia escutar a gravação para me certificar do que havia sido dito.

— Então, estou vendo os exames da sua punção feita no nódulo da tiroide direita. Mas, no ultrassom, eu vejo que você tem nódulos dos dois lados da sua tiroide. A punção realizada já evidencia uma forte suspeita de carcinoma de tiroide, o que garante a indicação de cirurgia. Agora, o quanto esse nódulo é agressivo, eu não sei porque não tenho ferramentas para isso. Somente na cirurgia temos como saber.

Nesse momento, eu me senti como se estivesse num filme que termina numa cena incógnita, sem desfecho certo, em que qualquer um pode imaginar o final da história, para melhor ou para pior. Pelo jeito, o meu era para pior.

Apesar de a Dra. Ninon ter me falado que talvez eu não precisasse tirar toda a tiroide – porque ela estava particularmente preocupada com o nódulo da tiroide direita –, não precisei de muito para entender que teria a extração total. Quando comentei sobre essa possibilidade, o Dr. Flavio foi sucinto e direto:

— Em alguns lugares do mundo, no Japão, por exemplo, até existem propostas de não operar nódulos menores que 1 centímetro. Mas é um protocolo de pesquisa. Eu tenho me proposto a seguir a determinação das diretrizes mundiais, que dizem: para nódulos menores que 2 centímetros, sem outros nódulos, a gente pode fazer a cirurgia parcial, tirando dois terços da tiroide. Só que você tem um nódulo do outro lado da tiroide, que nem foi puncionado. Então, a gente tem um problema aí. Quer dizer, se eu fizer uma cirurgia parcial, vai sobrar o nódulo do outro lado. Daqui a pouco você vai estar com o mesmo tipo de problema. Então, a ideia inicial de fazer uma cirurgia parcial vai por água abaixo.

Ele ainda me explicou como é feita a operação, os cuidados necessários para não lesar as cordas vocais e as paratiroides, que estão bem coladas à tiroide. Esclareceu também que no passado costumava-se tirar apenas os nódulos, mas, como eles acabavam sempre voltando, optou-se por tirar a tiroide toda.

Saí da consulta com pedidos de exames e a cirurgia marcada para assim que voltasse do Tibete, no dia 16 de agosto. Apesar de ter tudo marcado, estava me sentindo pressionada, sem tempo para pensar. Como ia viajar, sabia que teria a chance de parar um pouco para refletir. Refletir não no sentido de pensar mais a respeito, mas dar um tempo para me habituar com a ideia como um todo.

O Dr. Flavio foi didático e atencioso. É natural que as emoções fiquem de fora de uma conversa técnica sobre o que, como e quando uma cirurgia precisa ser feita. Mas, naquele momento, sabendo do que se tratava, precisava encontrar alguém com quem conversar para elaborar essa informação tão contundente de que iria perder uma glândula do meu corpo. No decorrer da viagem, pude conversar sobre as minhas preocupações. Mas confesso que até hoje mantenho essa conversa comigo mesma. Pego-me dizendo: "É, não tinha outro jeito". Depois, penso: "Será que não tinha mesmo?".

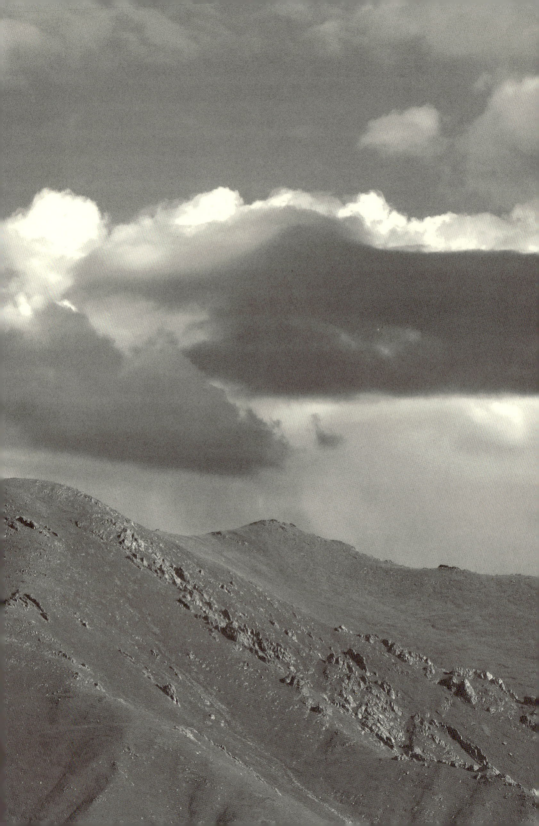

Há muito tempo, eu criei o compromisso comigo de não ser leviana com as minhas emoções.

Nessas horas, sempre lembro da astróloga Marcia Mattos me dizendo: "O mundo pode te tratar mal e ainda assim você pode se tratar bem". A partir dessa conversa com o Dr. Flavio, passei a me treinar a estar aberta para o fato de ter câncer sem me maltratar por isso.

No final da consulta, falamos sobre o tratamento pós-cirúrgico com a iodoterapia, por meio do qual se ingere iodo radioativo para destruir as células da tiroide que por ventura podem sobrar depois da cirurgia. Mas isso já era demais para aquele momento. Escolhi me poupar e deixar para saber mais depois. Não sei se o Dr. Flavio queria me dar mais explicações sobre a iodoterapia. O fato é que estava abalada. Preferi ir para casa preparar as malas para o Tibete, pois iria viajar em uma semana. Não tive o impulso de consultar a internet. Sabia que teria tempo para ler, entender, questionar e resolver o que quer que fosse. Agora, precisava respeitar o meu tempo interno. Estava baqueada. Triste. Mas, desta vez, sem a necessidade de chorar. Era a hora de sentir, e não de precisar pensar.

| Monastério de Denma Gonsar, Kham, Tibete, julho, 2017.

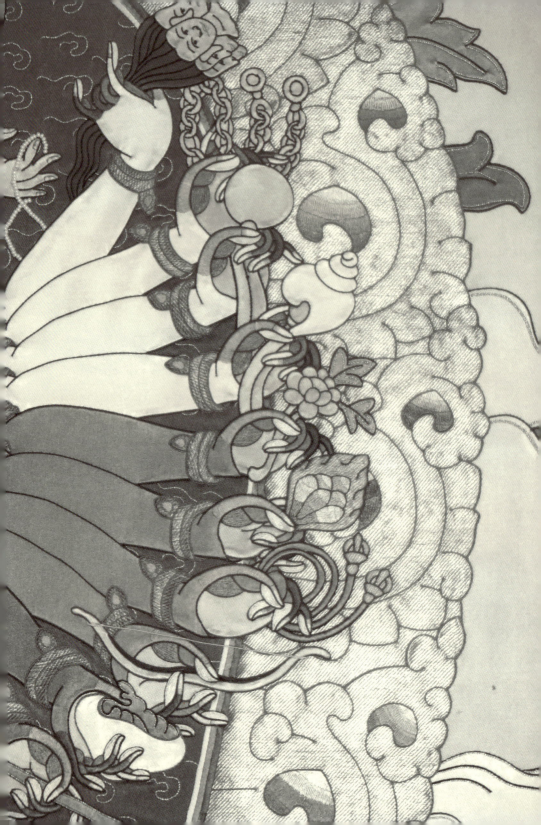

Capítulo 6

Sentir para pensar melhor

Procurei não conversar muito sobre a suspeita do diagnóstico de câncer porque aprendi que, em momentos turbulentos, é melhor primeiro sentir o corpo para depois seguir os pensamentos. Um corpo calmo nos ajuda a sentir e a pensar melhor, por isso precisava dar atenção ao que o meu estava pedindo. E para senti-lo não podemos ter pressa. Queria, portanto, dar esse tempo para observá-lo, em vez de me agitar mais mentalmente conversando muito a respeito dessa suspeita.

Como eu estava me sentindo? Em algumas horas, mais agitada; em outras, mais desligada.

Desde que me formei como terapeuta SE®, isto é, em Experiência Somática, tenho dado particular atenção às sensações corporais como forma de autocura. O método Somatic Experiencing,[13] como é oficialmente conhecido, foi criado pelo cientista americano Peter Levine, PhD em psicologia e biofísica médica. Segundo a sua concepção, um evento traumático – no qual não conseguimos nem atacar nem nos defender – deixa marcas no sistema nervoso, sobrecarregando-o.

---

[13] Saiba mais sobre Experiência Somática em: <www.traumatemcura.com.br>. Acesso em: 23 abr. 2018.

Braços de uma divindade, Albagnano Healing Meditation Centre, Albagnano, Itália, abril, 2017.

O SE® se baseia também na observação dos animais selvagens. Eles raramente são traumatizados, embora sejam frequentemente ameaçados. Isso ocorre porque utilizam mecanismos inatos para descarregar a energia excessiva, como sacudir o corpo após permanecerem paralisados de medo.

Em outras palavras, por que não basta reconhecermos que o perigo já passou? Porque se os impulsos de defesa e ataque não tiveram tempo ou oportunidade de se expressarem completamente, eles permanecem travados no nosso corpo. Podemos até *saber* que o perigo passou, mas não *sentimos* que ele tenha passado. Não sentimos que a ameaça acabou porque a resposta fisiológica diante daquele evento traumático permanece em aberto, na espera por uma solução. A energia que não foi descarregada permanece no corpo, e o sistema nervoso é impedido de reencontrar seu equilíbrio. Mas por que o corpo não acompanha a mente? Porque precisamos completar o ciclo de descarga para que o corpo saia do estado de paralisação em que entrou quando se viu sem saída.

Como descarregar? Completando os gestos de fuga ou ataque que ficaram congelados. Tremendo, espirrando, bocejando, arrotando, soltando gases, chorando, dormindo muito... Como essas respostas físicas instintivas são em nossa cultura consideradas inadequadas e feias, nós as bloqueamos. Aliás, costumamos até pedir desculpas quando elas ocorrem.

Como psicoterapeuta que trabalha com o SE® há alguns anos, vejo que, de fato, há momentos em que falar é mais organizador do que sentir, mas noto que, cada vez mais, os pacientes, uma vez que passam pela experiência de *sentir o que pensam*, reconhecem que o resultado de cura do trauma é mais rápido e efetivo.

Inicialmente trabalhamos as sensações e os sentimentos para depois ser feita uma elaboração racional. *Sentir* quer dizer observar as sensações físicas e permitir que elas ocorram tanto no interior quanto na superfície do corpo. No começo, é possível perceber apenas as sensações mais grosseiras, como barulhos na barriga, arrepios, calor, conforto ou desconforto. Mas, à medida que desenvolvemos uma percepção mais profunda do nosso corpo, notamos ondulações sutis, pequenos formigamentos e tremores que antes não reparávamos.

A ideia é descobrir se o diálogo natural que ocorre entre o corpo, as emoções e os pensamentos é coerente ou não e se alguma dessas sensações demanda algum movimento para deixá-lo acontecer. Por exemplo, se ao pensar sobre uma solução para um problema, eu sentir meu peito se contraindo, gerando desconforto, posso concluir que essa não é uma boa opção. Ou se sinto minha mão contraída quando me lembro de uma situação de que precisava me desapegar – como a mão de uma pessoa que estava falecendo –, posso deixar esse gesto se completar por si mesmo.

Esse processo é curativo porque não é um comando racional, superficial, mas sim uma ação corporal espontânea em direção a completar um gesto inacabado. Seguindo o exemplo do soltar a mão de uma pessoa querida, isso ocorreria no momento em que permitimos sentir o que pensamos: "Ela de fato se foi". Dessa forma, corpo e mente estão alinhados na mesma intenção, a de aceitar a realidade da perda. À medida que nos permitimos *sentir* o que *pensamos,* o trauma vai se dissolvendo.

Durante uma discussão de relacionamento, por incrível que possa parecer, se pudermos descarregar as tensões físicas – seja chorando, seja permitindo o corpo tremer, se assim ocorrer – será muito mais provável chegar a um entendimento, pois nosso corpo estará em condições de se regular. Regulados, podemos sentir empatia. Mas enquanto estivermos presos nos mecanismos de ataque, fuga ou congelamento, não teremos abertura e disponibilidade afetiva para sentir o que ocorre dentro e fora de nós. Outra coisa é *pensar* o que *sentimos*. Há momentos em que precisamos analisar racionalmente se o que estamos sentindo tem fundamento com a realidade ou não. Por exemplo, quando nos sentimos rejeitados por alguém simplesmente porque essa pessoa não está disposta a se comunicar conosco. Será que não estamos atribuindo a esse fato um peso que ele não tem? Pensar o que sentimos nos prepara para conversar com o outro antes de acusá-lo pelos nossos sentimentos contaminados pela rejeição.

Quando passamos a elaborar o que sentimos, temos a capacidade de nos organizar diante da realidade, encontrar respostas criativas para solucionar uma questão emocional.

É interessante ver como a separação do corpo, da mente e das emoções é uma questão ocidental. As filosofias e terapias médicas orientais sempre consideraram que há uma relação íntima entre eles.

Essa separação remonta ao século XVII, quando se firmou um acordo entre o filósofo, matemático e físico Descartes (1596-1650) e a Igreja Católica. Descartes queria dedicar-se ao estudo da anatomia por meio de cadáveres humanos. No entanto, como a prática era proibida pela Igreja, ele prometeu que estudaria "só o corpo físico", e deixaria os cuidados da alma ao papa.

Nos anos 1980, estudos na área de psicologia colocaram a cognição e as emoções em contraposição, por considerarem sistemas mentais e cerebrais separados e antagônicos. Porém, os estudos atuais de neurociência têm diminuído essas distâncias. O que pensamos influencia no que sentimos, e vice-versa.

O neurocientista e praticante de meditação Richard Davidson,[14] ao realizar várias pesquisas sobre a relação entre o sistema límbico (a área emocional do cérebro) e o córtex pré-frontal (sede das funções executivas, como planejar e discernir, que elaboram nosso pensamento racional), concluiu: "Durante muito tempo se pensou que o sistema límbico – que inclui a amígdala cerebelos e o estriado – fosse a sede cerebral das emoções. No entanto, o córtex também determina nossos estados e humores emocionais".[15]

Ele concluiu que a capacidade de uma pessoa de se manter equilibrada emocionalmente está relacionada ao fato de ter um córtex pré-frontal esquerdo capaz de enviar sinais inibitórios para a amígdala, instruindo-a a acalmar as emoções negativas. O que Davidson propõe é que conseguimos modificar nosso cérebro usando apenas a atividade mental. "Da meditação à terapia cognitivo-comportamental, a atividade mental é capaz de alterar as funções cerebrais de circuitos específicos, fazendo com que nos tornemos mais atentos

---

[14] Fundador e diretor do Centro para Mentes Saudáveis da Universidade de Wisconsin-Madison, nos Estados Unidos.
[15] DAVIDSON, Richard. *O estilo emocional do cérebro*. Rio de Janeiro: Sextante, 2013, p. 26.

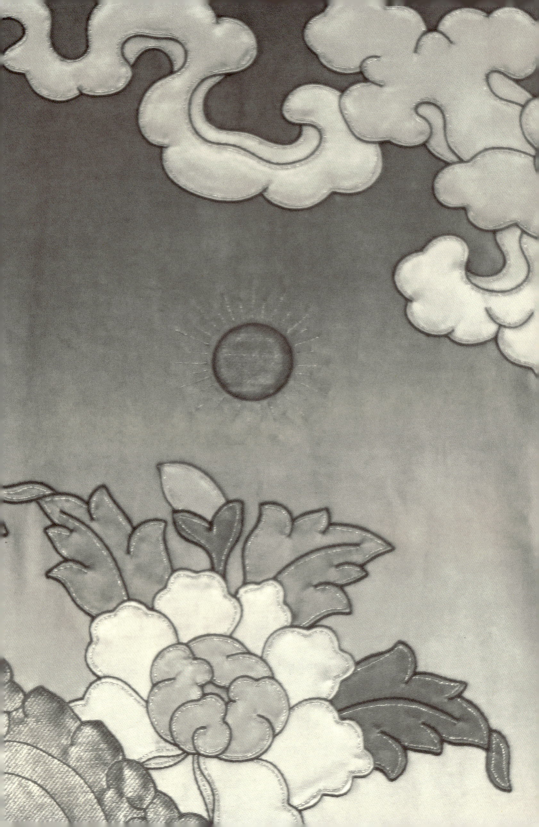

aos sinais sociais, mais sensíveis a nossos sentimentos e sensações corporais e adotemos, portanto, uma atitude consistentemente mais positiva."[16]

As meditações analíticas do budismo tibetano respondem a essa demanda, pois elas buscam, por meio da reflexão mental sobre determinado assunto, desenvolver a habilidade desse potencial. Por exemplo, estaremos nos tornando pessoas com uma maior capacidade de ter empatia e sabedoria para amar quando meditarmos sobre o que é a compaixão, os benefícios que ganhamos ao desenvolvê-la e a eficácia de recitar mantras enquanto visualizamos ações compassivas.

Mas não é possível meditar sem antes acalmar a mente. Vejo em minha prática clínica que, em geral, as pessoas estão estressadas demais para pensar com clareza. Por isso, existem exercícios de respiração que preparam a mente para meditar. Se estivermos, por alguma razão, real ou imaginária, nos sentindo ameaçados, com medo ou raiva, não teremos a concentração necessária para meditar ou simplesmente refletir.

---

16 DAVIDSON, Richard. *O estilo emocional do cérebro*. Rio de Janeiro: Sextante, 2013, p. 29.

Extrato de Thanka budista, Albagnano Healing Meditation Centre, Albagnano, Itália, abril, 2017.

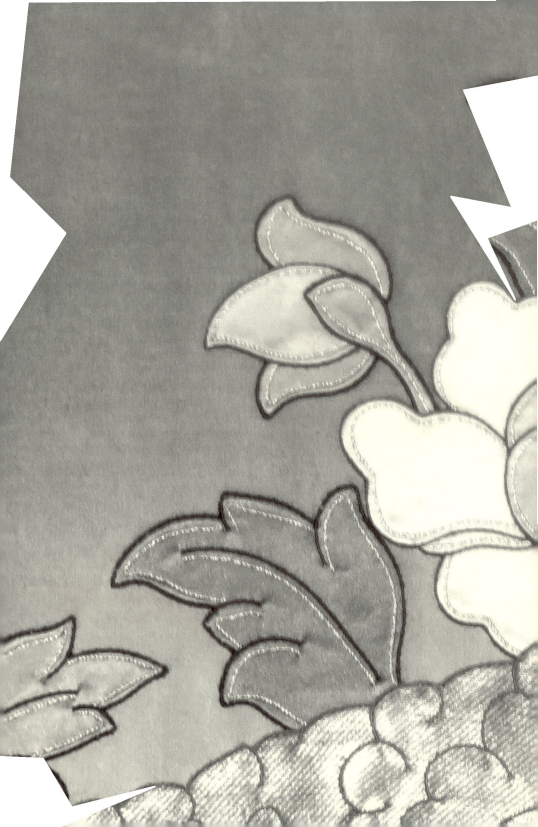

A mente pensa melhor
quando o corpo se sente seguro.

Extrato de Thanka budista, Albagnano Healing Meditation Centre,
Albagnano, Itália, abril, 2017.

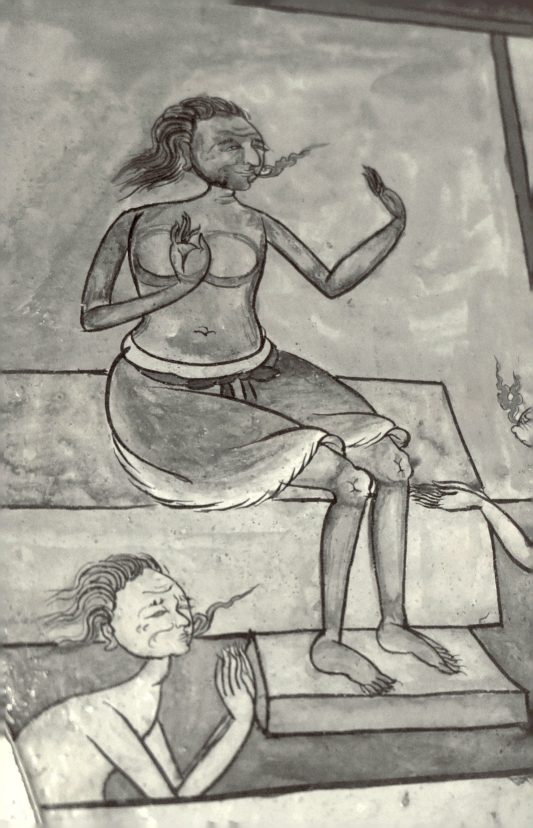

Capítulo 7

Pequim, 18 de julho de 2017
Lágrimas da garganta

Iniciamos nossa viagem por Pequim. Naquela noite, sonhei que eu e meus amigos estávamos reunidos ao redor do Rinpoche. Ele pediu para que cada um cantasse uma canção. Aquele que se apresentasse com a melhor performance iria ganhar um prêmio. Uma moça com cabelos longos começou a cantar e se encheu de tanta emoção que suas lágrimas transbordaram primeiro dos seus olhos e, depois, da sua boca. O que não lhe impedia de cantar. Sem constrangimento, continuava a cantar, e cada vez mais água saía de sua boca. Seu canto era profundo e melódico. Triste. Intenso e lento. Seriam as lágrimas da minha garganta?

Extrato da Roda da Vida, Reino dos Fantasmas Famintos, afresco do Monastério de Denma Gonsar, Kham, Tibete, julho, 2017.

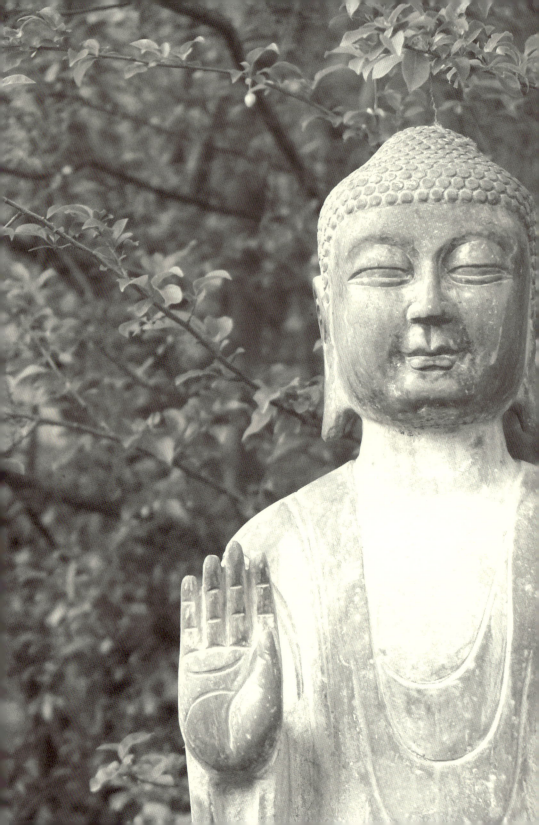

Capítulo 8

"Você fez seu câncer"

— Porque o câncer neste momento da minha vida, quando tudo parecia correr tão bem?

Quando fiz essa pergunta para a minha amiga oncologista e imunologista Dra. Nise Yamagushi,[17] ela me respondeu:

— O câncer é um processo lento, que demora muito tempo para se formar. Talvez, mais importante do que entender por que ele surgiu, é pensar sobre as condições que você tem agora para lidar com ele.

O que a Dra. Nise disse fez total sentido para mim. Passei a sentir que podia lidar positivamente com esse diagnóstico: tinha força vital e total apoio afetivo e espiritual.

Mesmo assim, me peguei várias vezes procurando por *uma* causa emocional pela qual o câncer tinha se formado. Vejo que essa é uma tendência que temos quando procuramos simplificar o que, por natureza, é complexo.

---

[17] Médica oncologista e imunologista, com foco no desenvolvimento integral do ser humano e da sua inter-relação com o meio familiar e social. É diretora do Instituto Avanços em Medicina e atende seus pacientes no Hospital das Clínicas da Faculdade de Medicina da Universidade de São Paulo (USP), no Hospital Sírio-Libanês e no Hospital Albert Einstein.

| Estátua de Buddha no Albagnano Healing Center, Albagnano, Itália, abril, 2017.

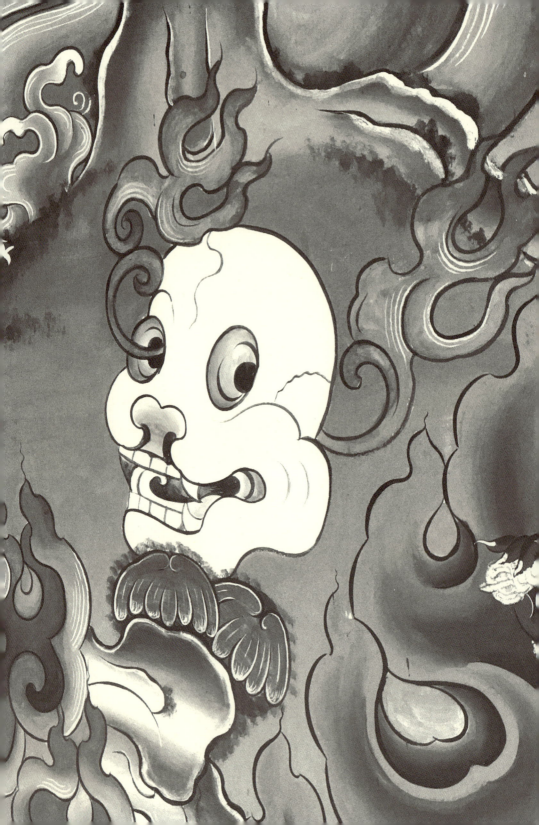

A tendência a se culpabilizar pela criação do próprio câncer teve seu auge nos anos 1980, quando vários terapeutas passaram a dar um tributo emocional mal elaborado para cada tipo de doença. No caso do câncer, era de um ressentimento profundo. Dessa maneira, criou-se uma fórmula simplista na qual se dizia: "Você fez o seu câncer, por isso pode curá-lo".

Na década de 1970, a escritora Susan Sontag falou sobre o assunto em *A doença como metáfora* (Graal). Nessa obra, ela discorre sobre as inúmeras fantasias irreais e primitivas, as "metáforas", que foram criadas em torno do câncer e, no passado, em torno da tuberculose, como se fosse possível existir um tipo de personalidade capaz de gerar tais doenças: "Como outrora se pensava que a tuberculose fosse o resultado de uma paixão excessiva, que ataca as pessoas descuidadas e sensuais, hoje muitos acreditam que o câncer seja uma doença ligada à insuficiência da paixão, atacando os que são sexualmente reprimidos, inibidos, não espontâneos, incapazes de exprimir o ódio".[18]

Não estou negando que as doenças da alma tenham o seu poder desequilibrador, mas atribuir a origem de uma doença somente à ferida emocional é uma visão parcial de um conjunto complexo de vários fatores, como a herança genética, a toxidade do ambiente, o estilo de vida, o comportamento (estressado ou não), a alimentação, a qualidade do sono, a rotina de exercícios físicos...

---

18 SONTAG, Susan. *A doença como metáfora.* Rio de Janeiro: Graal, 1984, p. 301.

| Afresco do Templo de Khangkar Ling, Sichuan, Tibete, julho, 2017.

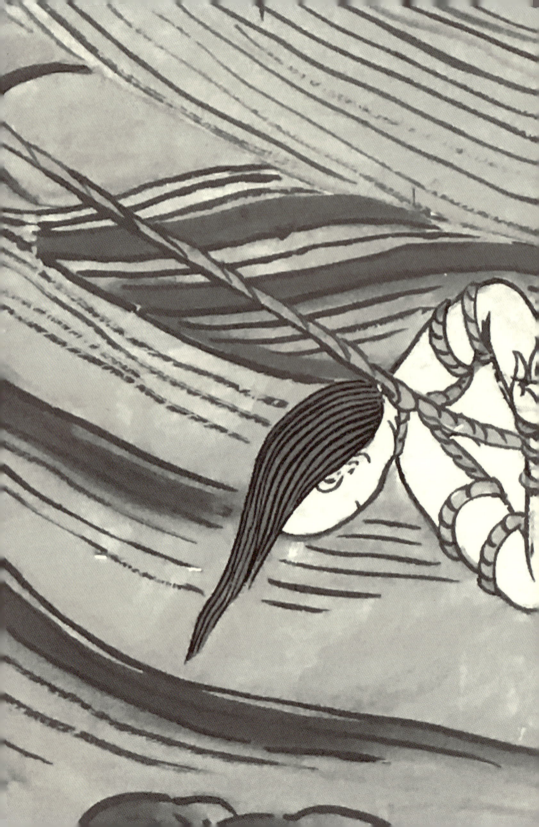

É importante que esta ideia
"você fez seu câncer" seja reformulada,
pois ela parte da premissa arrogante de alguém
ter o poder de ser o único criador
de um evento tão multifatorial como o câncer.

Além disso, essa postura sobrecarrega emocionalmente
quem já está fraco por estar doente fisicamente.

| Afresco do Templo de Khangkar Ling, Sichuan, Tibete, julho, 2017.

Também em *A doença como metáfora*, Susan chama atenção para os perigos de atribuir exclusivamente ao fator emocional a culpa por uma doença ser criada. Segundo a autora, o psicanalista e cientista natural Wilhelm Reich (1897-1957) foi um dos propagadores dessa conexão. "Está escrito nas reminiscências de Wilhelm Reich: 'Freud era muito bonito... quando falava. Então ele [o câncer] o atacou precisamente aqui, na boca [...]' Esse interesse levou Reich a propor sua versão da conexão entre uma doença mortal e o caráter daqueles que são por ela derrotados."[19]

O médico e escritor Georg Groddeck (1866-1934) e o psiquiatra Karl Menninger (1893-1990) foram outros propagadores. "É o próprio homem enfermo que cria sua enfermidade", escreveu Groddeck. "Na formulação mais recente de Karl Menninger: 'Em parte, a doença é o que o mundo fez com uma vítima, mas numa extensão maior é o que a vítima fez com seu mundo e consigo mesma'. Essas absurdas e perigosas opiniões conseguem atribuir o ônus da doença ao paciente [...]. A cura é tida como dependente sobretudo da capacidade já seriamente provada ou enfraquecida do paciente de ter amor-próprio."[20]

Ninguém é 100% responsável por tudo o que lhe acontece, pois não é possível controlar a todo momento o que quer que cause uma doença. Fazemos parte de um conjunto de eventos. Somos cocriadores.

---

19 SONTAG, Susan. *A doença como metáfora*. Rio de Janeiro: Graal, 1984, p. 53.
20 Ibidem, p. 61.

Segundo o budismo, somos 100% responsáveis pelo modo como reagimos a tudo o que nos acontece. Essa, sim, é uma postura libertadora: podemos transformar as adversidades por meio da clareza mental e da compaixão. Não somos inocentes nem vítimas por estarmos doentes, mas sim agentes transformadores de nosso processo de cura pela forma como reagimos aos eventos.

Lama Gangchen Rinpoche me disse certa vez:

— O nosso problema no Ocidente é que queremos encontrar uma razão para tudo, e encaixar esse "tudo" em um único sistema de conhecimento. Não aprendemos a pensar de modo interdependente, isto é, que a realidade é uma rede de fatores que se manifesta em conjunto. Na rede da interdependência dos fenômenos não podemos fazer carreira solo. Podemos nos responsabilizar sobre como reagir ou até mesmo agir frente ao que nos acontece, mas não nos considerarmos criadores únicos dos eventos, sejam aqueles que nos trazem felicidade ou infortúnio. Quanto mais conhecermos a causa de nossa infelicidade ou doença, mais poderemos evitá-la, mas isso não significa que devemos nos sentir culpados quando adoecemos.

Isso me fez lembrar o que Lama Michel diz: "A saúde não é apenas ausência de doença, é um estado de bem-estar que necessita levar em consideração não apenas o corpo como também a mente e o espírito, ou seja, um aspecto mais profundo da própria mente. A medicina tibetana nos diz que enquanto formos levados por estados de raiva, insatisfação e ignorância estaremos sempre doentes. Por isso, mesmo que cuidemos de nosso corpo e do nosso estilo de vida, precisamos cuidar de nossos estados mentais."

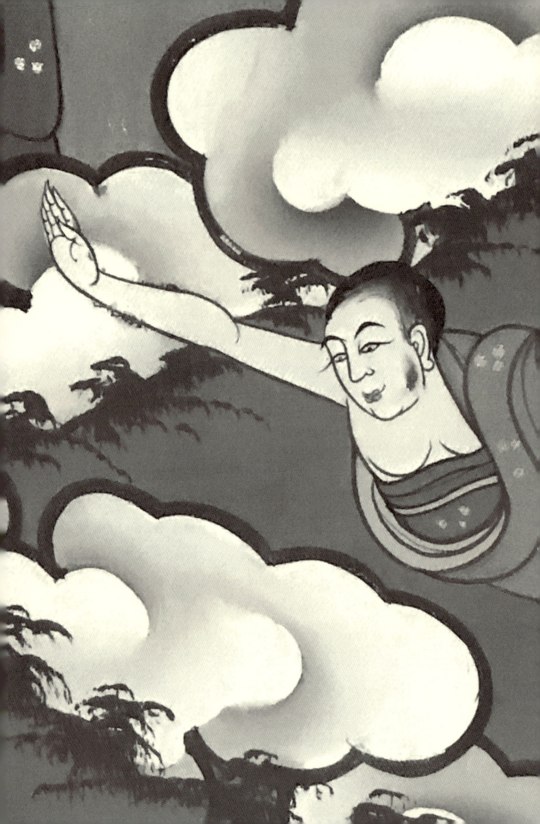

Esse é um desafio diário.
Não estamos livres da carga emocional
com que precisamos lidar a todo momento.

Do meu ponto de vista, acreditar que uma pessoa
"faz seu câncer" é uma postura crítica
e condenatória a qual supõe que,
enquanto você não se tornar
uma pessoa superior às suas mágoas,
ficará *gravemente* doente.

Há uma certa vergonha instalada
naquele que adoece de câncer.

Uma coisa é sentir responsabilidade,
outra é sentir-se culpado.

Enquanto a responsabilidade
nos direciona para tomar decisões que nos ajudam
a sair do conflito, a culpa só nos sobrecarrega
com pensamentos desnecessários e destrutivos.

| Afresco do Templo de Khangkar Ling, Sichuan, Tibete, julho, 2017.

"Tanto o mito sobre a tuberculose como o atual mito sobre o câncer propõem que cada um é responsável por sua doença. Mas as imagens em torno do câncer são muito mais punitivas. Dados os valores românticos em uso para julgar o caráter e a doença, atribui-se um certo encanto a quem tem uma enfermidade supostamente causada por excesso de paixão. Mas é sobretudo vergonha o que se atribui a uma doença considerada consequência da repressão da emoção, um opróbrio que ecoa nas opiniões difundidas por Groddeck e Reich e pelos muitos escritores por eles influenciados. O ponto de vista de que o câncer é uma doença da falta de expressividade condena o portador do câncer: exprime piedade, mas também contém o desprezo",[21] diz Susan Sontag.

É por isso que acredito que essa ideia deve ser revista. Caso contrário, viveremos sob o perigo de atribuirmos o cunho emocional como o único causador de nosso mal-estar. Como se, sabendo amar verdadeiramente, nosso corpo não adoecesse. Então, se adoecemos é porque somos incapazes de amar? Não creio. Conheço a história de vários Lamas budistas que sabiam muito bem como amar e faleceram de câncer.

De acordo com o budismo tibetano, amar quer dizer desejar felicidade para si e para os outros. Porém, vejo que o desafio está em conhecer o que realmente nos traz felicidade. Mas amar independe de estarmos saudáveis ou doentes. O que não podemos é deixarmos de reconhecer nossos próprios limites humanos.

---

[21] SONTAG, Susan. *A doença como metáfora*. Rio de Janeiro: Graal, 1984, p. 62 e 63.

"O câncer, como agora sabemos, é uma doença causada pelo crescimento descontrolado de uma única célula [...]. Numa célula normal, poderosos circuitos genéticos regulam sua divisão e sua morte. Numa célula cancerosa, esses circuitos são rompidos, e a célula libertada não consegue parar de crescer", explica o oncologista indiano Siddhartha Mukherjee em *O imperador de todos os males – uma biografia do câncer*.[22] A ciência já constatou que nosso corpo produz diariamente inúmeras células cancerosas. "O câncer está incrustado no nosso genoma: os genes que desencadeiam a divisão normal das células não são estranhos ao nosso corpo, mas versões mutantes e distorcidas dos mesmos genes que desempenham funções celulares vitais",[23] diz Mukherjee. Enquanto nosso sistema imunológico dá conta de mantê-las sob certo controle, isso não se trata de uma ameaça à nossa saúde: "O segredo do combate ao câncer, portanto, está em encontrar meios de impedir que essas mutações ocorram em células suscetíveis ou descobrir meios de eliminar as células mutantes sem comprometer o crescimento normal".[24]

A questão é que não somos uma máquina com um comportamento previsível – como gostaríamos de ser. O que faz nosso corpo adoecer e como ele irá reagir aos tratamentos que lhe forem oferecidos ainda é uma incógnita para a medicina. Segundo Mukherjee, a ciência médica atual está caminhando para desenvolver tratamentos

---

22 MUKHERJEE, Siddhartha. *O imperador de todos os males – uma biografia do câncer*. São Paulo: Companhia das Letras, 2010, p. 22 e 23.

23 Ibidem, p. 23.

24 Ibidem, p. 23.

cada vez mais personalizados. No entanto, não podemos negar que estamos vivendo num mundo cada vez mais contaminado por plásticos, agrotóxicos, poluição e radiações que desencadeiam doenças graves conforme a predisposição genética e os padrões emocionais de cada um.

Lama Gangchen Rinpoche costuma dizer que uma das principais causas das doenças de hoje é a poluição ambiental: "Os elementos externos desequilibrados devido à poluição do meio ambiente interagem com os elementos internos de nosso corpo, causando doenças que ainda desconhecemos. Muitas vezes não sabemos como surgem essas doenças, mas elas vêm dessa interação. Como a mente e os cinco elementos – espaço, terra, água, fogo e ar – estão interligados, tanto a mente desequilibra os elementos como eles desequilibram a mente. Um influencia o outro."

Portanto, nem tanto lá nem tanto cá. Segundo a minha experiência, o melhor é ora nos aproximarmos de nosso ambiente interno, ora refletirmos sobre a realidade externa na qual estamos inseridos. Afinal, a realidade é um conjunto de realidades individuais que se interligam na dança dos fenômenos.

Além do mais, as doenças graves mexem no medo mais profundo do ser humano: o medo da morte. Desse cerne, saem tantas especulações, fantasias e metáforas para dar conta de algo que é de difícil elaboração, mas muito necessário ser feito, e não negado. Sobre isso, Susan diz: "[...] há uma predileção particularmente moderna por explicações psicológicas da doença, como de tudo mais. Colocar as coisas no terreno psicológico parece garantir o controle sobre experiências e fatos (como uma doença grave) sobre os quais as pessoas, na verdade, têm pouco ou nenhum controle. A interpretação psicológica abala a 'realidade' de uma doença. Tal realidade tem que ser explicada [...]. Para aqueles que não vivem nem de consolações religiosas para a morte nem com a ideia de que a morte (ou qualquer outra coisa) seja algo natural, a morte é o mistério obsceno, a suprema afronta, o fenômeno que não pode ser controlado. Ela só pode ser negada."[25]

---

25 SONTAG, Susan. *A doença como metáfora*. Rio de Janeiro: Graal, 1984, p. 71.

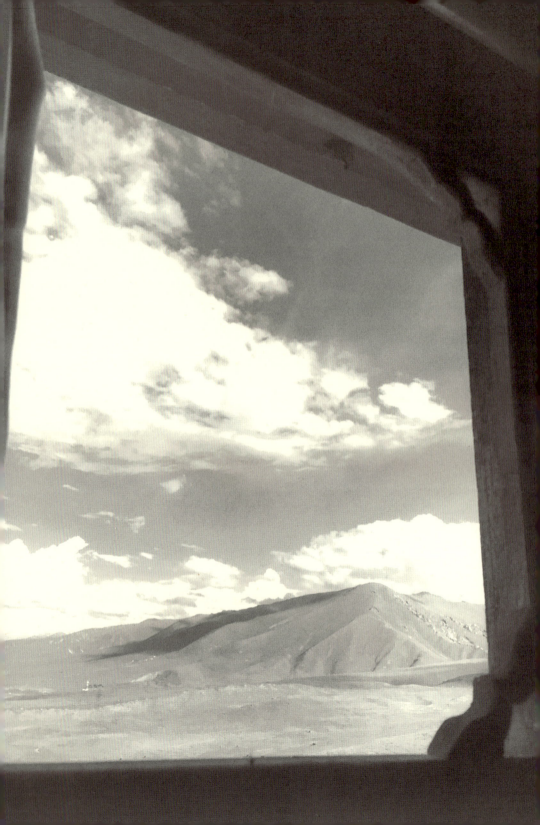

Capítulo 9

Assim como é no mundo externo, também é no mundo interno

Pensar que estamos interconectados e que todos os eventos da nossa vida refletem essa conexão me remete a 1996. Nesse ano, estava participando de um retiro espiritual nos Estados Unidos com Lama Gangchen Rinpoche e Guelek Rinpoche.[26] Foi um período muito especial, pois tive a oportunidade de estar em pequenos grupos, perto de dois grandes Lamas e de dois grandes artistas – Irwin Allen Ginsberg (1926-1997), lendo suas poesias acompanhado pelo piano de Philip Glass.

---

[26] Guelek Rinpoche (em inglês, Gelek) foi para mim um mestre do budismo tibetano muito especial. Sua fala era direta, sincera e profunda. Compartilho aqui duas de suas frases que mais me tocaram, ditas durante seus ensinamentos quando esteve no Brasil, em 1992: "É preciso ter experiências positivas para querer repeti-las" e "Não apague o seu interesse pela vida, mas encontre um significado para ela. Deixe de viver como um zumbi, embriagado por uma overdose de atividades externas. Resgate sua dignidade de ser humano." Nasceu em Lhasa, no Tibete, em 1939, e ficou reconhecido como um Lama encarnado aos quatro anos de idade. Cuidadosamente tutelado desde cedo por alguns dos maiores mestres vivos do Tibete, ele ganhou notoriedade pelo seu poder de memória, julgamento intelectual e discernimento penetrante. Da última geração de Lamas educados no Mosteiro de Drepung, antes da invasão comunista chinesa do Tibete, Guelek Rinpoche foi forçado a fugir para a Índia em 1959. Em 1988, fundou nos Estados Unidos o centro budista tibetano Joia do Coração. De várias maneiras, ele desempenhou um papel crucial na sobrevivência do budismo tibetano. Faleceu em 2017.

| Monastério de Denma Gonsar, Kham, Tibete, julho, 2017.

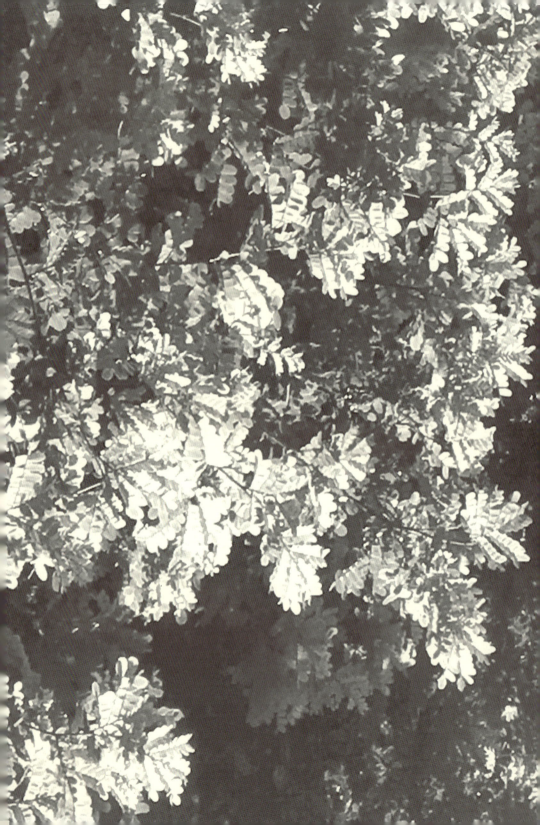

Nesse ambiente de alta sensibilidade, proximidade e apreciação do Dharma (os ensinamentos do budismo tibetano), tive uma conversa com Lama Gangchen Rinpoche que modificou o meu olhar cindido da realidade.

Ele estava em seu quarto quando lhe pedi que me explicasse algo sobre a natureza da nossa energia sutil. Calmamente, me respondeu:

— O mundo interno é tal como o mundo externo.

Lembro-me de ter fixado o olhar no movimento dos galhos das árvores que via pela janela. Docemente, ele continuou explicando:

— O mesmo movimento que você percebe agora lá fora está acontecendo dentro de você. O tempo todo é assim. A troca é contínua e simultânea, na qual o mundo interno influencia o externo, e o mundo externo influencia o interno.

Aprendi, então, que a realidade externa não é em si mesma um prolongamento da nossa realidade interna e também que não somos vítimas do mundo externo como se ele pudesse ocorrer solto, independentemente da nossa participação. O que ocorre é que as realidades interna e externa se entrelaçam continuamente. Uma é causa e consequência da outra.

Porém perdemos a capacidade de perceber esse entrelaçamento por termos uma tendência a viver desconectados uns dos outros, impulsionados por atitudes egocentradas, o que faz com que vejamos o mundo, as pessoas como separados de nós. Viver para cumprir funções me parece que se tornou há muito tempo para a maioria das pessoas mais importante do que o prazer de compartilhar os desafios da vida.

| Pau-Brasil. Praça Villaboim, São Paulo.

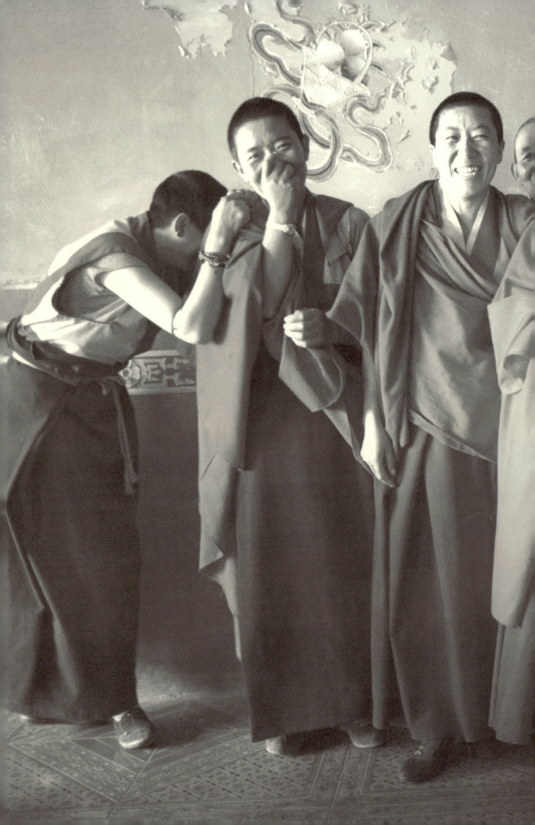

O sentimento de solidão cresce
à medida que não dividimos
o que se passa em nossa mente-coração,
pois, como seres mamíferos,
nos harmonizamos ao ouvir e sermos ouvidos,
ao tocar e sermos tocados.

Quando há conexão entre o sentir e o pensar.
Mas essa conexão naturalmente nutridora
se perde quando nos tornamos seres muito mentais,
passando a ter pensamentos julgadores,
intolerantes e questionadores,
que abafam a nossa habilidade de sentir.

Foto de Fernanda Lenz. Monjas visitando o Monastério de Denma Gonsar, Kham, Tibete, agosto, 2014.

Desconfiados e artificiais, os relacionamentos perdem a sua natureza gentil e acolhedora. O mundo se torna competitivo, acelerado e violento. Todos perdem com isso. Casais, pais e filhos, amigos, profissionais e clientes, patrões e empregados. Vejo que estamos todos carentes de relacionamentos em que há cumplicidade, a verdadeira intimidade que surge somente quando nos permitimos ser seres completos: corpo, mente e emoção.

Só assim conseguimos perceber que "tal como é fora é dentro" e "tal como é dentro é fora", como o budismo diz. Quem deseja alinhar-se com esse fato precisa, primeiro, começar por dentro, se autoconhecendo, reconhecendo seus medos, angústias e traumas para parar de interpretar erroneamente a realidade externa.

É importante também cessar as expectativas e projeções sobre o mundo querendo que ele se adapte aos desejos e necessidades próprios. "Se isso não tivesse ocorrido", "se fulano não tivesse feito aquilo", "se sicrano não tivesse dito aquilo outro"... Esse discurso é ineficaz.

Imaginamos o mundo ao invés de nos relacionarmos diretamente com ele. Por exemplo, se procurarmos manter uma atitude de abertura e receptividade para escutar o que alguém por quem temos aversão tem para nos dizer, poderemos notar se o que estávamos previamente pensando fazia sentido ou não. Em outras palavras, seria como dizer a si mesmo: "Eu sei que tenho 'bode' dessa pessoa, mas ainda assim escolho me manter aberto para escutar o que ela tem para me dizer. Ao fazer isso, dou uma nova chance para nós dois nos comunicarmos de um novo modo."

Nos permitimos também nos entrelaçar
com a realidade externa quando abandonamos
a posição de vítima ao fazer algo que nos estressa
como se não houvesse outra alternativa.

Se a realidade externa está carregada de estímulos
que a nossa realidade interna não pode suportar,
cabe a nós nos tornarmos seletivos
e fazermos novas escolhas.

O movimento interno irá refletir sempre no externo,
que irá refletir no interno, e assim sucessivamente.

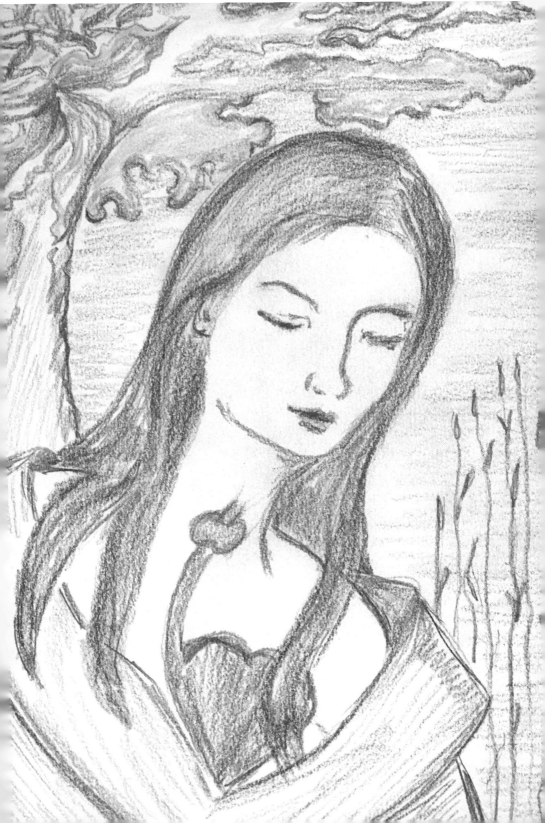

Capítulo 10

Será que podemos purificar um ambiente quimicamente contaminado?

Segundo a médica americana Dra. Amy Myers,[27] especialista em doenças na tiroide e de autoimunidade, existem cinco fatores-chave para o desequilíbrio da tiroide[28] que estão causando o que pode ser chamado de uma epidemia dos distúrbios dessa glândula. O primeiro é a predisposição genética, e os quatro demais se referem a fatores ambientais, a dieta, intestino com vazamento, toxinas, infecções e estresse.

Ao falar sobre a dieta, temos que nos inteirar do que está acontecendo com nossos alimentos em termos de toxicidade e alterações genéticas. Esse não é um tema fácil de ser encarado, seja porque envolve um conhecimento prévio sobre o assunto, seja porque pode nos parecer uma questão sem solução. Mas se não dedicarmos um pouco de nosso tempo para conhecer o que se passa, nós nos manteremos como vítimas passivas do que nos torna cada vez mais doentes.

---

[27] Amy Myers é uma médica da medicina funcional, de Austin, no Texas. Autora dos best-sellers *The autoimmune solution* e *The thyroid connection*. Saiba mais em: <www.amymyersmd.com>. Acesso em: 24 abr. 2018.

[28] Disponível em: <http://www.susansimplyhealthy.com/understanding-thyroid-epidemic-interview-dr-amy-meyers/>. Acesso em: 24 abr. 2018.

| por Bel.

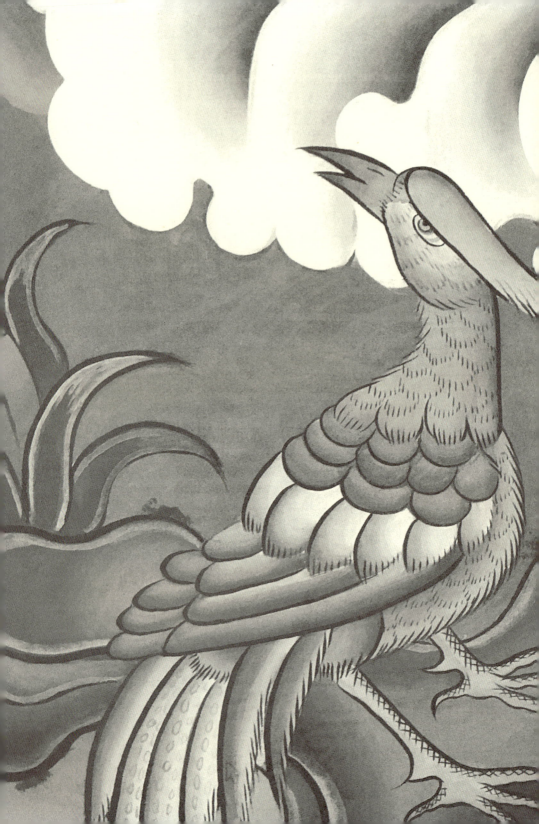

Pessoalmente, sempre me interessei em saber
mais sobre a contaminação do meio ambiente.

Sei o quanto é fácil cairmos numa tentativa obsessiva
de controlarmos o que pode nos fazer mal.
Algo que é impossível. O mundo está contaminado!

É importante sermos cautelosos
com as informações a seguir,
pois podemos nos sentir impotentes
diante de tanta informação negativa.

Quando há um assunto muito difícil para ser encarado,
costumo dizer: "Para cada notícia ruim,
temos que contar duas boas". Vamos tentar.

Afresco do Monastério de Chong Gu, Parque de Yading,
Sichuan, Tibete, agosto, 2017.

Começando sobre o uso dos Organismos Geneticamente Modificados (OGM), que têm o objetivo de aumentar a produção, tornando-a mais resistente a produtos químicos (como o herbicida glifosato[29]) e menos suscetível ao ataque de pragas nas plantas.

A produção de OGM visa também a reduzir a falta de alimentos em determinadas regiões do mundo. Há quem diga que os transgênicos não fazem mal, há quem lute pela consciência de seu perigo, como Gusman Ferraz.[30] Ele alerta que a maior parte dos ex-colegas da Comissão Técnica Nacional de Biossegurança no Brasil (CTNBio) é, em sua maioria, favorável aos transgênicos. Segundo Gusman Ferraz, dos 27 membros titulares da CTNBio e 27 suplentes, "apenas uns sete ou oito" dão a cara para bater e questionam os relatórios apresentados pelas próprias empresas desenvolvedoras de transgênicos.[31] Em julho de 2017, o glifosato foi considerado oficialmente cancerígeno pela Agência para a Investigação do Cancro da Organização Mundial da Saúde (OMS), que faz a avaliação de perigos para a saúde pública na Califórnia.[32]

---

29 A multinacional Monsanto colocou o herbicida glifosato no mercado com o nome comercial de Roundup em 1974, após a proibição do diclorodifeniltricloroetano (DDT). O DDT foi o primeiro pesticida moderno, tendo sido largamente usado durante e após a Segunda Guerra Mundial para combater os mosquitos vetores de doenças, como malária e dengue.

30 Gusman Ferraz cursou pós-doutorado em Agroecologia na Universidade de Córdoba, na Espanha. É pesquisador aposentado da Empresa Brasileira de Pesquisa Agropecuária (Embrapa), pesquisador convidado do Laboratório de Engenharia Ecológica da Universidade de Campinas (Unicamp) e diretor da Associação Brasileira de Agroecologia, além de professor do curso de mestrado em Agroecologia e Desenvolvimento Rural da Universidade Federal de São Carlos (UFSCar).

31 Disponível em: <http://emais.estadao.com.br/blogs/alimentos-organicos/o-davi-contra-o-golias-transgenico/>. Acesso em: 24 abr. 2018.

32 Disponível em: <http://www.esquerda.net/artigo/california-declara-glifosato-como-cancerigeno/49470>. Acesso em: 24 abr. 2018.

A Dra. Amy também nos alerta para o fato de o trigo ter sido hibridado, quer dizer, foi intencionalmente cruzado entre certas linhagens para aumentar seu rendimento. Mais uma vez os cientistas creem que podem manipular intencionalmente a natureza do modo como acharem melhor. "A menos que o trigo seja orgânico, é pulverizado com glifosatos ou Roundup. Nosso intestino torna-se vazado devido ao glúten hibridado, aos OGM, aos antibióticos, à vida estressada. Quando temos o intestino vazado, as infecções entram em nossa corrente sanguínea, como a febre do Nilo Ocidental, a doença de Lyme, a zika e a gripe aviária", conclui a Dra. Amy Myers.

Dito isso, quais são as duas boas notícias?

A primeira é que a produção agroecológica[33] tem crescido. O Brasil está se consolidando como um grande produtor e exportador de alimentos orgânicos, com mais de 15 mil propriedades certificadas e em processo de transição – 75% pertencentes a agricultores familiares.[34] A segunda é que iniciativas como a do Instituto Chão,[35] em São Paulo, têm surgido. Lá eles vendem produtos orgânicos e artesanais pelo preço do produtor[36] e os custos operacionais da loja são cobertos por contribuições espontâneas de quem quiser apoiar a proposta da casa.

---

33 A agroecologia refere-se ao estudo da agricultura a partir de uma perspectiva ecológica. Tem como unidades básicas de análise os ecossistemas agrícolas, abordando os processos agrícolas de maneira ampla, não só visando maximizar a produção mas também otimizar o agroecossistema total – incluindo seus componentes socioculturais, econômicos, técnicos e ecológicos. Disponível em: <https://pt.wikipedia.org/wiki/Agroecologia>. Acesso em: 24 abr. 2018.

34 Diponível em: <http://www.sebrae.com.br/sites/PortalSebrae/artigos/o-mercado-para-os-produtos-organicos-esta-aquecido,5f48897d3f94e410VgnVCM1000003b74010aRCRD>. Acesso em: 24 abr. 2018.

35 Diponível em: <www.institutochao.org>. Acesso em: 24 abr. 2018.

36 Diponível em: <https://projetodraft.com/organicos-pelo-preco-do-produtor-vendidos-sem-o-lucro-da-loja-todos-querem-conhecer-o-instituto-chao/>. Acesso em: 24 abr. 2018.

Com relação à poluição química do meio ambiente, a Dra. Amy diz: "Vivemos em um mundo com quase 890 mil produtos químicos em nosso ambiente, muitos dos quais são testados em apenas três semanas pela US Environmental Protection Agency. Note que o produto químico geralmente é testado pela empresa que o produz isoladamente."

Partículas de bisfenol A, encontradas na resina plástica usada para forrar latas de alimentos, nas garrafas PET e de Tetra Pak se desprendem quando essas embalagens são expostas ao aumento ou à diminuição de calor, e penetram nos alimentos nelas contidos. O endocrinologista e pesquisador indiano Sumon Rahman Chowdhury evidencia o aumento do câncer de tiroide papilífero em sua pesquisa.

A Exploração da Relação entre o Bisfenol A e o Iodo e o Carcinoma Papilífero de Tiroide,[37] publicada em fevereiro de 2017 no *Journal of Chittagong Medical College Teacher's Association.*

Ele também comenta nesse artigo que, desde que a iodação do sal foi implementada em toda a China, o aumento da ingestão de iodo pela dieta diária levou ao aumento de doenças da tiroide, como tiroidite, hipertiroidismo, bócio, câncer de tiroide e, especialmente, câncer de tiroide papilífero.

Ok! Agora vamos voltar para as boas notícias. A primeira é que desde janeiro de 2012, a Agência Nacional de Vigilância Sanitária (Anvisa) proibiu o uso do bisfenol A (BPA) nas mamadeiras – fabricadas no

---

[37] CHOWDHURY, R.S. et al. Exploring the relationship between bisphenol A, iodine and papillary thyroid carcinoma. JCMCTA, v. 27, n. 2, p. 50-59, 2016. Disponível em: <https://www.researchgate.net/publication/314035974_exploring_the_relationship_between_bisphenol_a_iodine_and_papillary_thyroid_carcinoma>. Acesso em: 24 abr. 2018.

país ou importadas. Isso ocorreu após o Canadá, a União Europeia e o estado de Nova York tomarem a mesma decisão. Pelo menos é um começo. Afinal, ainda há quem afirme que não existe nenhuma justificativa científica para a proibição do bisfenol A (BPA), dado que numerosos estudos e avaliações regulatórias já demonstraram que o BPA e os produtos à base de BPA não representam nenhum risco à saúde humana ou ao meio ambiente.[38] Por enquanto, prefiro tomar água de garrafas de vidro.

A segunda, e talvez a mais importante sob o ponto de vista do desenvolvimento espiritual, é revelada por Lama Gangchen Rinpoche em seu livro *NgelSo – Autocura Tântrica III*.[39] Ele nos incentiva a entender que não precisamos nos manter como vítimas passivas de uma realidade irreversível se soubermos interagir positivamente na dança dos fenômenos, na rede de interdependência dos fenômenos. "Utilizando Tendrel, a interdependência dos fenômenos, e a Autocura Tântrica, podemos entender os resultados positivos e negativos de nossas ações em relação ao meio ambiente, o que nos permite gerar muita energia para purificar os cinco elementos de nosso corpo e do mundo. Todos os dias, os Lamas tibetanos fazem a purificação dos cinco elementos e, por isso, são capazes de controlá-los. Eles podem, por exemplo, causar ou interromper chuvas, pacificar enchentes, vendavais, desmoronamentos, incêndios florestais, etc."

---

[38] Disponível em: <http://www.bisfenol-a.org.br/m-fatos.asp>. Acesso em: 24 abr. 2018.
[39] RINPOCHE, Lama Gangchen. *NgelSo – Autocura Tântrica III*. São Paulo: Gaia, 2003, p. 72.

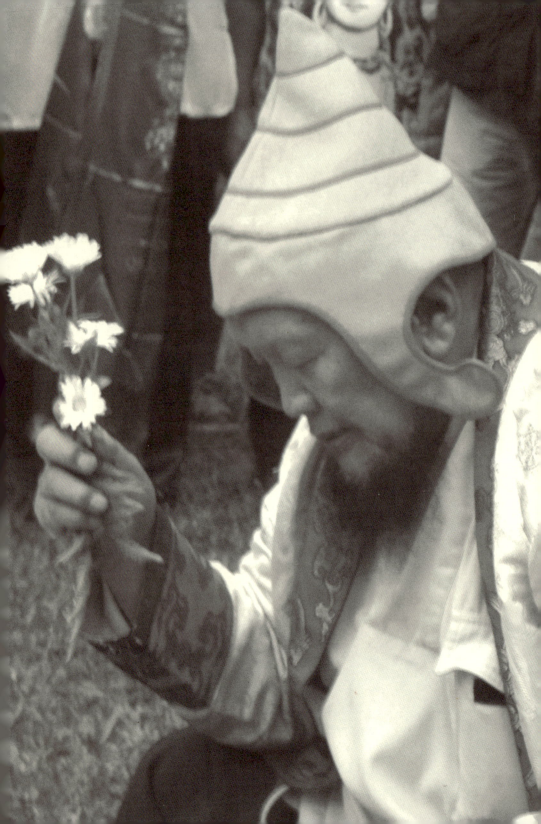

No budismo, existem várias cerimônias de purificação para nos ajudar a curar nossos desequilíbrios num nível mais profundo. Uma delas chama-se Dug Yung, ou seja, "expelir nossos venenos". Lama Gangchen Rinpoche realizou essa prática em 2010 no Sítio Vida de Clara Luz, no interior de São Paulo. Com ela, aprendemos como expelir tanto os venenos raízes de nossa mente – como a raiva, o apego e a ignorância –, que nos causam tantos problemas, quanto os do nosso corpo. Rinpoche explicou como essa cerimônia é feita como um modo de nos incentivar a compreender que é possível fazer algo efetivo para purificar nosso ambiente.

Durante a cerimônia, Lama Gangchen Rinpoche recita vários mantras e faz diferentes mudras (posturas de mão). Usa também diversos implementos: dois espelhos para purificar o elemento espaço, duas velas acesas para o fogo, dois potes com água, dois com terra e dois leques abertos para o elemento vento. Rinpoche disse que eles são mais do que símbolos porque contêm a qualidade viva desses elementos. Por exemplo, um espelho é mais do que um simples objeto porque ele tem a qualidade do espaço. Apesar de ser pequeno, pode refletir espaços enormes. O mesmo ocorre com os nossos olhos. Eles são tão pequenos em relação ao nosso corpo, mas conseguimos ver tantas coisas com eles.

Lama Gangchen Rinpoche realizando a cerimônia de Dug Yung, no Sítio Vida De Clara Luz. Itapevi, São Paulo, Brasil, novembro, 2010.

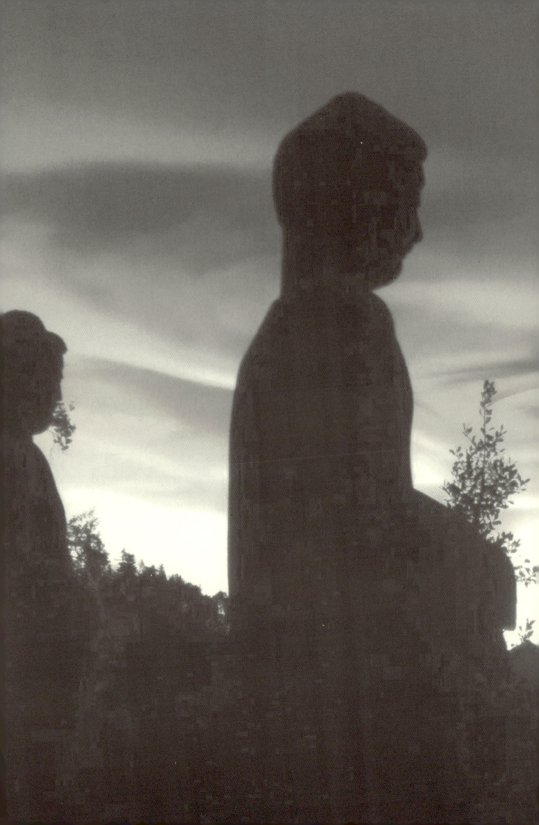

Enquanto Rinpoche mantém um espelho voltado
para os Buddhas, o outro está voltado
para todos sentados à sua frente.
De um lado, ele evoca e convida todos os seres sagrados
para nos ajudar, e do outro ele envia essa energia
de purificação para nós. Quando termina a cerimônia,
ele direciona o espelho de modo que todas as divindades
retornem ao seu local de origem e que nós fiquemos bem.
Depois, rezamos:

Pelo Poder da Verdade,
pela Atenção de Todos os Seres Humanos,
e pelas Bênçãos de Todos os Seres Sagrados,
Possa o Ambiente Inpuro e Contaminado Tornar-se
Puro e Saudável Agora e Sempre.

| por Marina Mozzato, Premeno, Itália 2017.

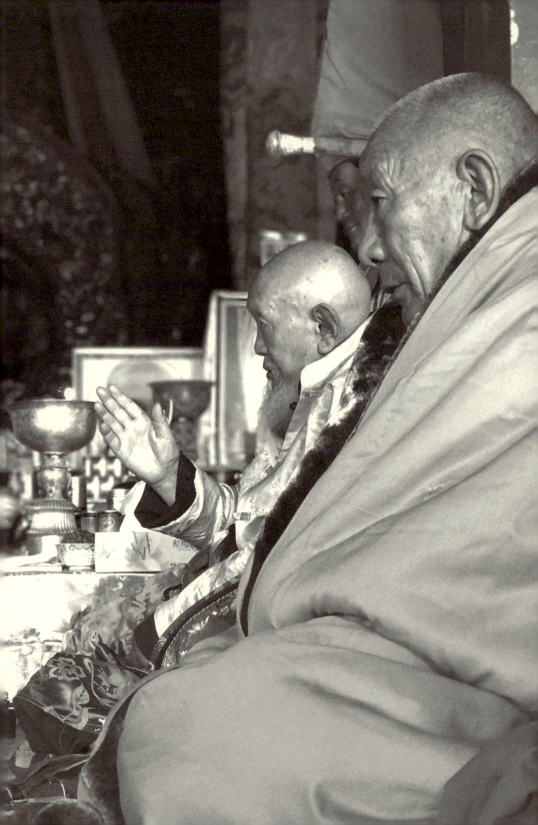

Capítulo 11

Os fenômenos estão em nossas mãos

Em abril de 2017, dois meses antes da minha consulta com o ginecologista Dr. Eliezer Berenstein, estive por três semanas no Centro Healing Meditation,[40] onde moram Lama Gangchen Rinpoche e Lama Michel, em Albagnano, na Itália. Durante aqueles dias, ouvi várias vezes Rinpoche dizer:

— Os fenômenos estão em nossas mãos.

Na primeira vez que ele disse isso, por ser ele um Lama, pensei: "Nas suas mãos, né?".

O primeiro impacto dessa frase me levou à ideia de que o mundo está em nossas mãos se soubermos *controlá-lo*. Com o passar dos dias, me dei conta de que essa promessa de controle é uma propaganda falsa do capitalismo de que ser feliz é *conquistar* o mundo, em vez de participar dele.

---

[40] Disponível em: <http://ahmc.ngalso.net>. Acesso em: 24 abr. 2018.

Lama Gangchen Rinpoche com seu irmão Kachen Tseten, Monastério de Denma Gonsar, Kham, Tibete, agosto, 2017.

Não temos como controlar os fenômenos para obter algo a nosso favor. O que está em nossas mãos é o sentido que damos ao viver e o nosso poder de decisão, de ação diante daquilo que a vida está nos trazendo. Podemos achar, por exemplo, que tendo determinados hábitos alimentares *jamais* adoeceremos. Pura ilusão! Eu adoeci mesmo quando acreditava estar fazendo o melhor pela minha saúde. Não quero dizer que não valha a pena ter bons hábitos alimentares, mas vejo que, se não podemos garantir que não vamos ficar doentes, o mais importante é significar a nossa existência, independentemente de estarmos saudáveis fisicamente ou não.

Nossa vida está 100% em nossas mãos. A maneira como encaramos os fatos faz toda a diferença, pois é ela quem determina as escolhas que vamos fazer. Não é, portanto, uma questão de controlar os fenômenos a nosso favor, mas de dançar com eles!

O problema surge quando nos sentimos limitados por pensamentos obsessivos, negativos que fazem parecer não haver uma saída, uma solução para aquele desafio que estamos enfrentando. Enquanto ficamos presos a esse tipo de pensamento, não dançamos com os fenômenos e não damos espaço para a transformação ocorrer.

A vida sempre nos traz experiências que nos provocam inúmeras emoções e sensações e precisamos dar espaço para que elas existam dentro de nós. Espaço para dançar entre uma sensação e outra, na troca de afinidades e desacertos. Porém, enquanto nos mantivermos limitados por uma mente sempre pronta para atacar, defender, criticar, comparar e reclamar, nunca ampliaremos o nosso espaço interior e nunca dançaremos com os fenômenos.

A partir da calma vemos tudo diferente.
Calmos podemos olhar para todas as direções
e ativar nossa *mente zoom*.

Podemos ter uma visão panorâmica ou focal,
olhar de perto, de longe, para cima, para baixo
e até poder girar para ter uma visão geral da situação e
ganhar novas perspectivas.

Quando somos capazes de fazer isso,
todo nosso ser se organiza
e sabemos para onde queremos ir.

Como Rinpoche nos fala:
"Somos nós quem escolhemos se queremos ir
para a direita ou para esquerda.
Se fazemos ações positivas ou não".

| Lago Maggiore, Itália, maio, 2018.

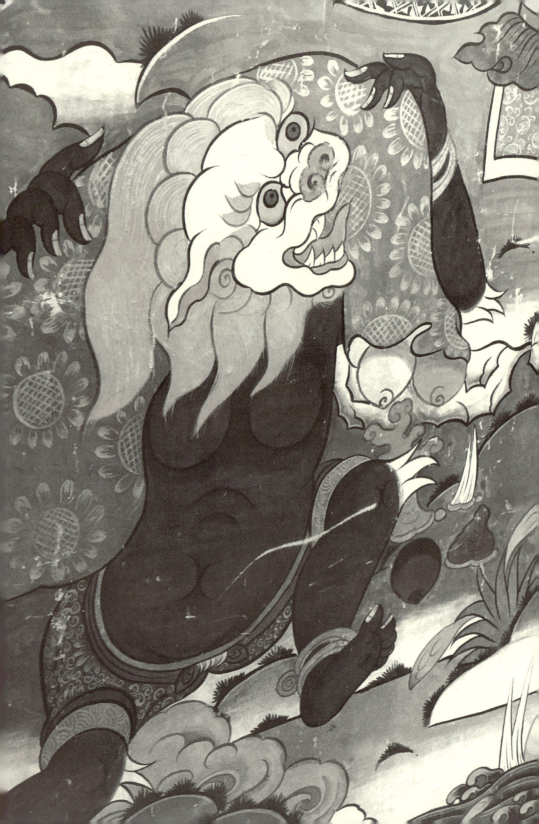

Capítulo 12

Os fenômenos são malucos

Certa vez, perguntei a Lama Michel:

— Por que o Rinpoche costuma dizer que os fenômenos são *malucos*?

Ele me explicou:

— O fato de os fenômenos serem *malucos* quer dizer que eles não têm intenção própria. Que os fenômenos por si mesmos são neutros. Eles tomam forma no momento em que interagimos com eles. Eles dependem do seu observador e da forma como o observador interage com ele. Por exemplo, o fogo por si só não é bom nem ruim, depende da forma como interagimos com ele. Todos os fenômenos à nossa volta não têm uma existência intrínseca, autônoma. A função que é dada a eles depende do observador.

Compreendo que não podemos projetar qualquer coisa sobre os fenômenos. É preciso que eles tenham as condições necessárias para receber as qualidades que lhes são projetadas. Não é porque eu suponho que o fogo não queima que posso colocar a mão nele sem me queimar. É por isso que não podemos *controlar* os fenômenos conforme desejamos (como disse no capítulo anterior), o que podemos, sim, fazer é dançar – metaforicamente falando – com eles. Podemos interagir com as qualidades que eles nos oferecem.

| Afresco. Monastério de Denma Gonsar, Kham, Tibete, agosto, 2017.

Quanto menos atribuirmos qualidades à realidade externa que ela não é capaz de sustentar e quanto menos idealizarmos as coisas a partir dos nossos desejos e necessidades, mais os fenômenos poderão dar o seu melhor. Ou seja, quanto mais atribuirmos as qualidades do fogo ao fogo, mais fogo ele vai poder ser.

Perguntei a Lama Michel:

— Uma maneira de dançar com os fenômenos seria adquirir a sabedoria de que pequenas atitudes podem ter grandes efeitos?

— Não é que podem, têm — ele respondeu. — Não existe outra alternativa. Não há como fazer uma grande mudança sem partir de coisas pequenas.

Os Lamas nos mostram que se quisermos que algo se transforme positivamente teremos que ter ações que gerem energia positiva. Se não soubermos como agir, é melhor aguardarmos até que essa oportunidade surja.

Às vezes, movidos pela ansiedade, pensamos: "Se eu não fizer nada, nada vai acontecer". Dessa forma, acabamos por agir sem analisar as consequências de nossas ações. A dança dos fenômenos nos ensina que não agir é também um modo de atuar.

Quando estou diante de adversidades, situações opostas ao esperado, que desafiam ou bloqueiam meu caminho, procuro me inspirar em Lama Gangchen Rinpoche. Ele nos ensina como dançar com a realidade e não contra ela. Diante das dificuldades, ele não cria maiores resistências. Ele deixa de agir por um tempo, observa, dá um espaço, não apressa a dança dos fenômenos. Depois, cria novos passos para recuperar o seu *gingado* e introduzir novas interações positivas.

Uma vez Lama Michel contou como Rinpoche *dançou com os fenômenos* quando conseguiu a permissão para publicar um livro sagrado muito raro que estava na biblioteca de Tashi Lhunpo, no Tibete. Quando ele estava com a obra em mãos, tinha apenas um dia em Pequim para xerocá-la. O problema é que era domingo e não encontraram nenhuma copiadora aberta. Rinpoche disse: "Vamos, então, visitar o Lama Temple". A surpresa foi ter encontrado uma copiadora aberta bem na frente do templo!

O que ele fez foi não insistir onde não estava dando certo. Mudou de direção e fez algo positivo. A princípio, poderíamos dizer que achar uma copiadora aberta seria uma sorte do acaso. Quando fiz esse comentário, Lama Michel me surpreendeu:

— O acaso não existe. Para as coisas acontecerem, é sempre preciso ter uma interação de causas e condições entre elas.

— Não existe uma interação aleatória? — questionei.

— Isso não existe. Numa visão superficial, pode parecer que cada coisa veio por si só de um lado diferente e, de repente, se juntaram. Mas, pela interdependência, nada ocorre por si só.

— Se na língua tibetana não existe a palavra "acaso", então não existe essa ideia?

Lama Michel me respondeu:

— Que eu saiba, não. Podemos dizer que o acaso ocorre quando inesperadamente duas coisas acontecem ao mesmo tempo. Mas tudo são manifestações diferentes da própria interdependência, que é a

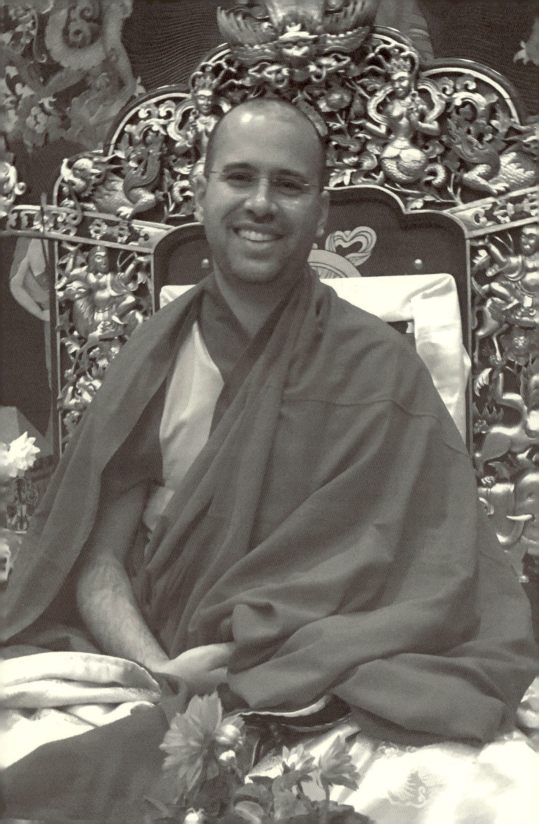

interação entre o todo que se cria a cada momento. O fato de não termos consciência das causas e condições pode nos parecer como um acaso.

— Vivemos como se a realidade fosse algo pessoal, única para cada pessoa.

— Nunca é pessoal, só sua — Lama Michel respondeu.

Lama Michel Rinpoche, Albagnano Healing Meditation Centre, Albagnano, Itália, abril, 2017.

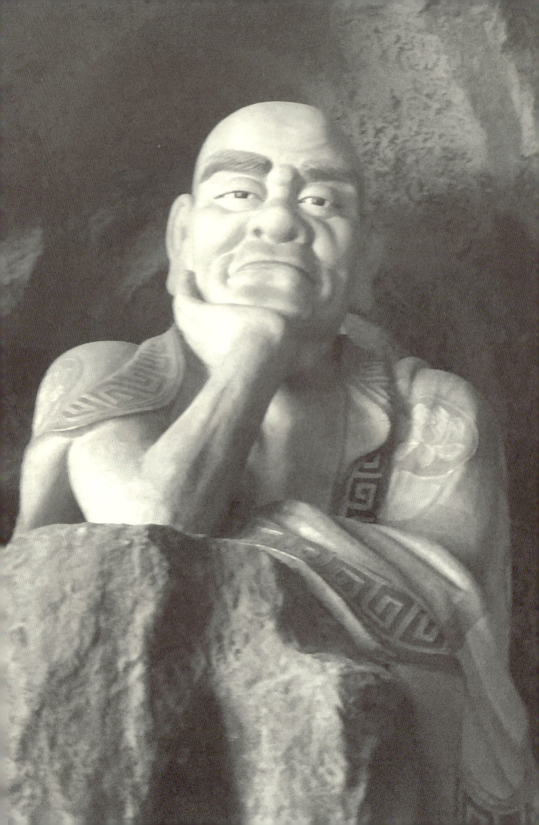

Capítulo 13

Sem pressa de ter que dizer algo ou fazer alguma coisa

Quando vivemos dentro de uma certa mesmice, aparentemente nos acostumamos com o que *já* sabemos. Seja sobre nós mesmos, seja sobre a visão de mundo que criamos. Há algo dentro de nós que se acostuma fácil com a vida.

Porém, quando se recebe um diagnóstico de câncer, ocorre um chacoalhão. E ele me fez ver que se quisesse fazer algo diferente teria que repensar vários aspectos da minha vida. Como não sei o que causou a minha doença, aproveitei para refletir sobre o meu cotidiano e cheguei à conclusão que queria levar uma vida menos cheia.

O primeiro passo foi assimilar o que estava acontecendo comigo: tenho um câncer que tem cura.

Mesmo tendo ouvido 90% das pessoas – amigos e médicos – me dizerem que o câncer da tiroide tem cura, e que por isso nem devia se chamar *câncer*, quis sentir o arrepio que a palavra provocava em mim, pois sem ele não poderia aprender nada com essa experiência. Tenho consciência de que, para aprender algo novo, tenho que me manter aberta. Só assim também seria possível sair mais forte do que entrei dessa vivência aparentemente ameaçadora.

| Arhat, praticante espiritual. Templo do Lama, Pequim, China, julho, 2017.

A certeza da cura garante uma boa dose de calmaria, mas reconhecer que meu corpo estava em desequilíbrio foi um alerta para sair do óbvio. Não quis levar esse diagnóstico a *sério demais*, senão estaria dando a ele um peso exagerado, uma preocupação desnecessária. Mas, também, ser leve demais seria viver numa superficialidade incoerente com a própria doença.

Creio que parte da minha tentativa de leveza vem do conceito de que o câncer de tiroide é um "bom câncer". Mas isso não anulou meus medos e preocupações. Afinal, câncer é sempre câncer. Claro que ter uma postura otimista é bom, mas ela não invalida o impacto de receber o diagnóstico.

Reconheço que tive uma certa dificuldade em lidar com a ambiguidade desse resultado que é tido como *bom* apesar de ser negativo. Como estar relaxada se algo tão sério estava acontecendo comigo? Em muitas conversas que tive com pessoas próximas, observei essa dificuldade de englobar dois conceitos opostos numa mesma experiência. Se dissesse a elas que estava bem tranquila, pois sabia que tinha cura, me diziam:

— É, mas deve ser difícil. Câncer não é brincadeira.

Depois, quando dizia que estava triste porque estava doente, me respondiam:

— Vai dar tudo certo. Aliás, já deu. Você sabe que esse câncer tem cura.

Aprender a abraçar paradoxos é uma lição oferecida por Chögyam

Trungpa[41] em seu livro *Orderly Chaos* ("Caos Ordenado"), no qual ele nos leva a encarar que ambas as experiências – libertação e confusão – são interdependentes. Isto é, uma não pode existir sem a outra. Ele diz que não é preciso derrotar a confusão para ter a libertação, afinal, é justamente a presença mútua das duas que faz com que elas existam. "Estamos discutindo o ambiente no qual a energia dessas duas pode existir e se manter presente. Estamos falando sobre a energia que gera nascimento e a que traz a morte ao mesmo tempo, a totalidade em seu próprio nível absoluto, sem um observador. Essa é a ideia do *Dharmata*, que significa 'o que é', 'estar em si' ou 'estar constantemente'."[42]

O pensamento de que é preciso eliminar o caos para ter a ordem nega o princípio da dança dos fenômenos, com o qual Lama Gangchen Rinpoche nos ensina a interagir positivamente com o que quer que seja, independentemente de ser considerado bom ou ruim. Temos dificuldade de assimilar esse conceito porque queremos controlar o que é destrutivo eliminando-o, em vez de nos relacionar com ele.

De qualquer forma, bom mesmo foi ficar ao lado daqueles que me escutaram sem receitas nem frases prontas. Sem pressa *de ter que dizer algo ou fazer alguma coisa.*

---

41 Chögyam Trungpa Rinpoche (1939-1987) foi um dos mestres de meditação da linhagem do budismo tibetano mais dinâmicos do século XX. Pioneiro, trouxe os ensinamentos budistas do Tibete para o Ocidente, e a ele se deve a introdução de muitos conceitos budistas na língua inglesa e no psiquismo, de uma maneira nova e única. Fundou a Universidade Naropa, primeira instituição de ensino superior de inspiração budista das Américas, assim como uma rede de mais de uma centena de centros de meditação pelo mundo todo. Escreveu muitos livros sobre meditação, budismo, poesia, arte e sobre o caminho Shambhala da condição guerreira.

42 TRUNGPA, Chögyam. *Orderly chaos.* Boston, EUA: Shambhala Publications, 1991, p. 62.

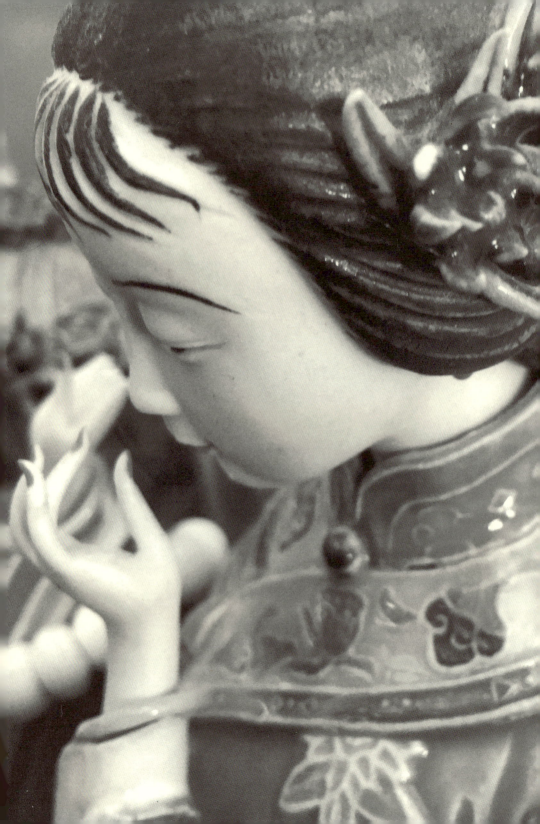

Quero escutar o que as pessoas têm para me dizer, mas para tanto não posso ter pressa. Quando estou sobrecarregada de *mim mesma*, quer dizer, quando estou sem tempo para escutar e elaborar as perguntas e respostas, pensamentos soltos e repetitivos que veem à mente, preciso primeiro me esvaziar. Assim como me disse certa vez minha filha, Fernanda: "Minha cabeça está *gorda*".

Para compreender – seja o outro, seja a mim mesma –, preciso criar interiormente uma experiência de silêncio, um certo vazio capaz de abrir espaço para algo novo entrar. Se estiver com a minha cabeça *gorda*, não terei espaço para escutar o que quer que tenham para me dizer. Se eu rapidamente fizer associações entre o que uma pessoa está me dizendo e o que eu penso a respeito, não estarei escutando-a verdadeiramente.

Cada um deve encontrar o seu método para silenciar a mente quando ela fica barulhenta. Eu busco manter a concentração num único foco, seja tricotar, pintar, escutar ensinamentos ou simplesmente ouvir uma música.

| Estátua chinesa, Albagnano Healing Center, Albagnano, Itália, abril, 2017.

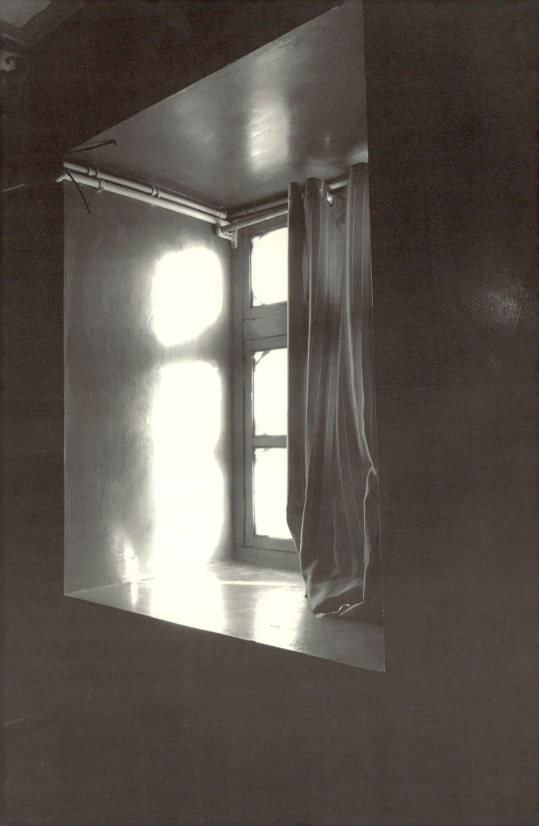

Capítulo 14

Cair na real e criar espaço

Diante de uma doença considerada grave como o câncer, é preciso aprender também a se submeter a tratamentos desconfortáveis, por vezes longos e doloridos.

Motivada pela chance de cura, me predispus a aceitar o que me foi aconselhado, ora porque concluí que fazia sentido, ora porque confiei no médico que me propôs tal tratamento. O fato é que, conforme o protocolo médico, tive um tempo limitado para buscar outras alternativas.

O Dr. Flavio Hojaij, cirurgião que me operaria, havia me dito que costumava dar o prazo de três meses após a punção para realizar a cirurgia. Naquele momento, eu me vi sem saída, pois pelo que ele me falou, mais cedo ou mais tarde, eu teria que extrair a tiroide toda.

O que fazer diante de algo que parece não ter solução?

Lama Michel Rinpoche fala de modo direto e simples: "Diante de um problema que não tem solução, há três possibilidades. A primeira é distinguir se aquilo é um problema ou um fato. Eu adoraria que o Sol nascesse no Oeste, mas isso não acontece. Minha única alternativa é cair na real. A segunda possibilidade é

Monastério de Chong Gu, Parque de Yading, Sichuan, Tibete, agosto, 2017.

aceitar que, sem abrir mão de alguma coisa, não há solução. Se eu não quiser abrir mão de nada, não quiser sofrer e ainda achar que as coisas têm que ser do meu jeito, não vou encontrar solução, só sofrimento. A terceira possibilidade é dar espaço para a solução nascer, o que só será possível se nos afastarmos do problema. Em alguns momentos, isso é necessário. Caso contrário, ficaremos presos, mergulhados no problema, como se não existisse nada além dele. E, de novo, sem a abertura necessária para ter uma visão ampla da realidade. Quando nos afastamos de uma situação difícil, damos espaço para outras coisas surgirem. É preciso aceitar que naquele momento o problema existe, deixá-lo um pouco de lado, em *banho-maria*, e fazer outra coisa, como assistir a um filme ou conversar com um amigo."[43]

Lama Michel está enfatizando a importância de nos distanciarmos do problema. Essa é uma dica preciosa para lidarmos, de forma positiva, com o que é ameaçador. Quando fazemos isso, ampliamos a nossa capacidade de observar o problema.

Certa noite, tive um sonho que mostra como eu consegui entrar no espaço apertado das emoções comprimidas e, uma vez que lá entrei, vieram a luz, a cor e a amplitude de novos horizontes. Sonhei que uma pessoa que vivia perto de onde eu morava achou uma casinha muito charmosa para eu morar. Uma descoberta! Muito pequena e apertada por dentro, mas com uma janela na cozinha que permitia

---

[43] Palestra de Lama Michel Rinpoche na Sede Vida de Clara Luz, em São Paulo, no dia 29 de novembro de 2015.

uma vista muito ampla e dava passagem para a luz natural banhar todo o interior. Digo a ela que trocaria o meu apartamento amplo e luxuoso por aquela vista maravilhosa.

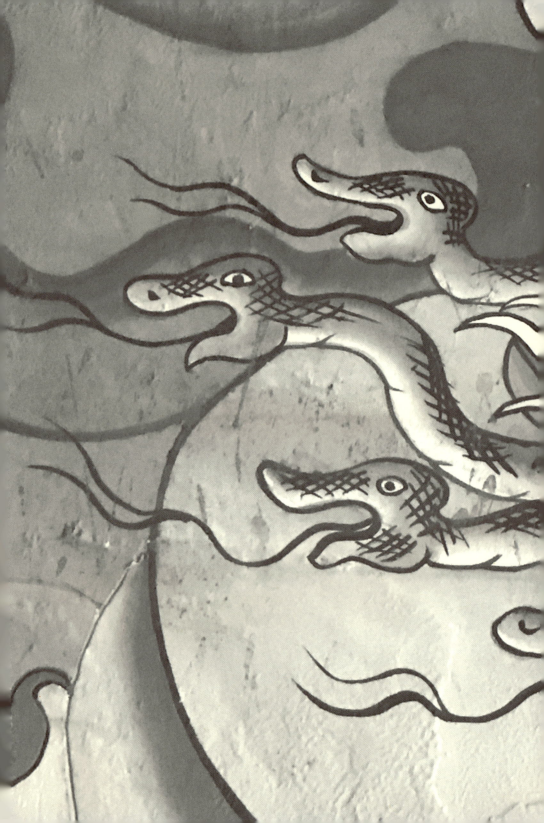

Podemos olhar o que nos amedronta
e ainda assim mantermos a distância necessária
para que aquilo não nos cause mal.

Afresco do Monastério de Chong Gu,
Parque de Yading, Sichuan, Tibete, agosto, 2017.

O método de focalização do psicoterapeuta e filósofo Eugene Gendlin[44] oferece vários exercícios que nos ajudam a conquistar esse saudável distanciamento. Afinal, se estivermos envolvidos demais com um problema, não conseguiremos acessar a parte em nós que consegue pensar com clareza. Só teremos olhos para o problema, e não para a solução.

A focalização envolve seis passos. O primeiro deles chama-se "clareando o espaço", no qual, de olhos fechados, voltamos a nossa atenção para o que se passa em nosso interior. É muito importante não querermos rotular de imediato esse *algo* que notamos, uma vez que estamos nos abrindo para senti-lo.

No segundo passo, pensamos na questão com que queremos lidar. À medida que ela surge em nossa mente, procuramos perceber a sensação que ela gera em nós. Isto é, sensações físicas sutis – como um leve conforto ou desconforto, um aperto, um pequeno tremor, calor, frio, agitação ou calma.

No terceiro passo, buscamos um "gancho" – uma palavra, frase ou imagem que melhor corresponda a esse "algo" ainda impreciso e desfocado.

No quarto passo, conhecido por "ressoando", testam-se novas palavras e imagens até que se encontre uma que represente com precisão aquele sentimento. Por exemplo, ao denominar de *parede de chumbo* uma sensação de peso sobre o meu peito, descobre-se algo

---

[44] Eugene T. Gendlin (1926-2017) fundou o The International Focusing Institute (www.focusing.org) para disseminar o *Focusing*, método experiencial e corporal gerador de *insights* e de cura emocional. Os cursos no Brasil podem ser encontrados em: <http://actinstitute.org/focalizacao/>. Acesso em: 24 abr. 2018.

preciso sobre algo impreciso que antes me pressionava. Ao acessar o desconhecido que agia sobre nós, permitimos o *felt shift*, ou seja, uma nova postura interior surge no modo como vivenciamos a situação-problema.

Se não ocorrer essa mudança, no quinto passo, chamado de "perguntando", buscam-se novos ganchos, tal como fizemos no terceiro passo. "É dessa maneira que um fluxo ou um processo se desenvolve. A exploração de um sentimento ou sensação se desenvolve através da sua própria força, mesmo se o cliente veio sentindo que não tinha nada para dizer", esclarece Gendlin.[45]

No sexto e último passo, ocorre a "acolhida". Abrimo-nos para receber a nova experiência sem precisar avaliá-la. Tudo é bem-vindo nesse momento de alívio, lágrimas e/ou risadas. Assim como dizia Eugene Gendlin: "Uma mudança acolhida é sentida como um relaxamento. Ela pode surgir em qualquer momento durante qualquer um dos movimentos de focalização. Se acontecer, receba-a bem."[46]

---

[45] GENDLIN, Eugene. *Experiencing and the creation of meaning*. Evanston, EUA: Northwestern University Press, 1962, p. 80.

[46] GENDLIN, Eugene. *Focalização*. São Paulo: Gaia, 2006, p. 81.

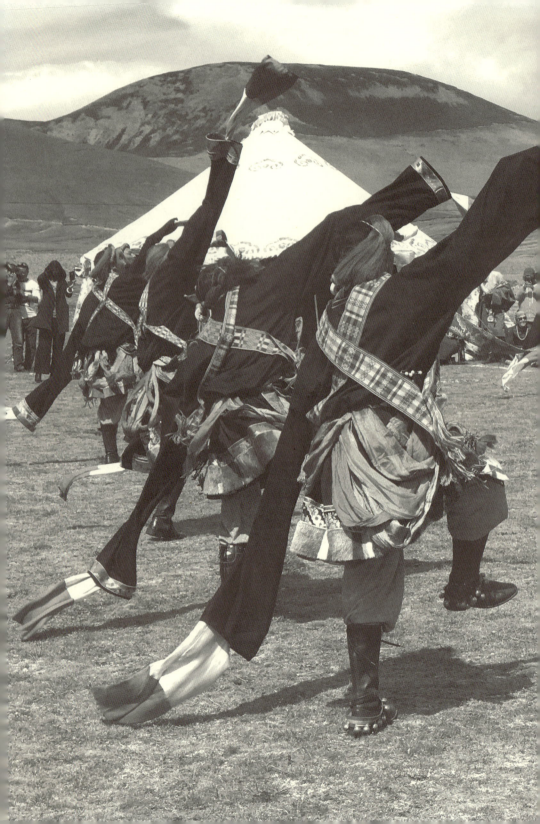

Fazendo esse exercício, não nos desconectaremos desse algo que nos desequilibra. Apenas o manteremos a uma distância suficiente para não nos perturbarmos a ponto de reagirmos. Podemos permanecer num estado de observação. Afinal, precisamos conquistar uma certa calma para olhar para esse algo perturbador de uma nova maneira. Noto também que não mudamos *nós mesmos* ou *a coisa*. O que ocorre é uma mudança no espaço entre nós e ela. Explico melhor: quando percebemos *a coisa* sem reagir, ela começa a nos mostrar aspectos que antes não éramos capazes de notar. Estamos dando uma nova chance tanto à *coisa* de se mostrar para nós quanto de nós sermos capazes de sustentar nosso olhar sobre ela.

Esse exercício é muito organizador. Vale a pena testá-lo. Se no início você tiver a oportunidade de ter alguém lembrando você de cada etapa, pode ser muito útil.

Tibetanos dançam para homenagear Lama Gangchen Rinpoche, Qinghai, China, 31 de julho de 2017.

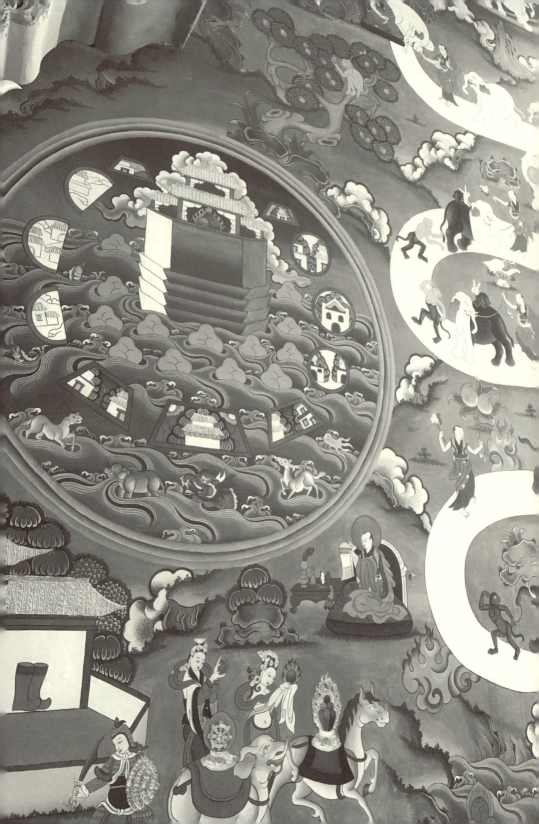

Capítulo 15

O sentido da vida segundo o budismo tibetano

Uma vez, escutei um médico budista comentar: "Uma doença é uma bênção, pois ela nos mostra mais rapidamente o que mais precisamos aprender". Creio que, nesse caso, é possível trocar a palavra *aprender* por *mudar*. "Uma doença é uma bênção, pois ela nos mostra mais rapidamente o que mais precisamos mudar."

Pelo meu ponto de vista, se adoecemos, é porque nosso corpo e nosso estilo de vida no ambiente em que vivemos se desequilibrou. De acordo com o site da Sociedade Brasileira de Endocrinologia e Metabologia,[47] a causa exata do câncer de tiroide não é conhecida, mas pessoas com certos fatores são mais vulneráveis à doença do que outras. Esses fatores de risco incluem: tratamentos com radiação na cabeça, pescoço ou tórax (especialmente na infância ou adolescência), histórico familiar de câncer de tiroide, possuir um nódulo grande ou em rápido crescimento e ter idade superior a 40 anos.

Não teremos aprendido nada com uma doença se não a encararmos como um alerta de que há algo que precisamos mudar. Vale a pena ressaltar que ninguém – até mesmo quem está enfrentando a realidade de sua morte – muda porque adoeceu. Isso é o que tenho observado trabalhando como psicóloga, desde 1992, com pessoas que estão enfrentando a morte.

---

[47] Disponível em: <https://www.endocrino.org.br/entendendo-o-cancer-de-tireoide/>. Acesso em: 24 abr. 2018.

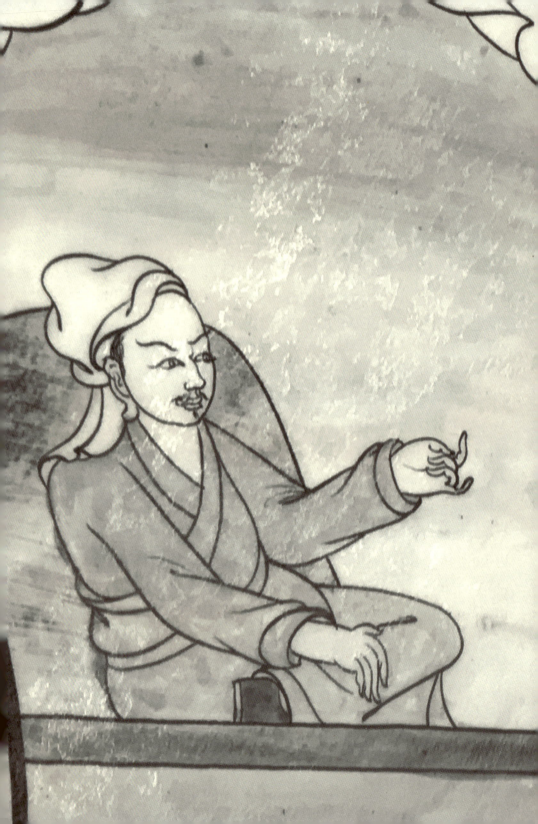

A mudança só ocorre naqueles que
decidiram firmemente mudar
e porque causas e condições
amadureceram para isso.

De alguma forma, eles estavam
prontos para viver algo novo.

Além disso, souberam encontrar
novos recursos internos e externos
capazes de concretizar essa transformação.

Afresco do Monastério de Chong Gu,
Parque de Yading, Sichuan, Tibete, agosto, 2017.

Decidir pela mudança requer a aceitação de que realmente estamos no caminho errado e de que não temos uma eternidade para mudar.

Lama Gangchen Rinpoche nos alerta: "A razão por que não usamos bem a oportunidade fantástica que esta vida oferece para nossa autocura é o fato de guardarmos secretamente no coração a esperança de vivermos para sempre. Sem contato algum com a realidade, desperdiçamos todo nosso tempo nas atividades desta vida. É claro que precisamos trabalhar, relaxar, dormir, nos divertir, fazer compras e consertar a casa; mas precisamos também ter uma perspectiva para a nossa situação atual. Sabemos que apenas um louco perderia tempo decorando seu quarto de hotel, mas nos comportamos assim durante toda a nossa vida."[48]

Quando somos alertados pelo disparo do alarme do diagnóstico de uma doença séria, temos a oportunidade de reconhecer se estamos ou não levando a vida como se ela nunca fosse acabar. "Ter uma perspectiva", como Lama Gangchen disse, significa: "Para que eu estou vivendo?". Dizer que a morte é certa não traz nenhuma novidade. Racionalmente sabemos disso muito bem, mas emocionalmente não entramos em contato com a morte porque não sabemos nos relacionar com ela. O fato de não encontrarmos com quem conversar sobre nossa morte e de não sabermos quando ela vai ocorrer faz parecer que ela não existe! Mas, no momento em que temos alguma experiência, por menos ameaçadora que possa ser, na qual nos confrontamos com

---

[48] RINPOCHE, Lama Gangchen. *NgelSo – Autocura Tântrica III*. São Paulo: Gaia, 2003, p. 246.

a realidade de que somos mortais, algo em nós é despertado. Se utilizarmos essa experiência assustadora para refletirmos se o que estamos fazendo com a nossa vida é realmente o que queremos fazer, estaremos prontos para receber uma bênção, uma transformação profunda e positiva em nossa mente.

Encontrar um sentido para a vida traz clareza de nossos propósitos e escolhas e torna a vida significativa. Tal como teria dito o pai da psicologia analítica, Carl Jung: "O sentido torna suportável uma grande parte das coisas – talvez tudo."[49] Para que o sentido da vida torne nosso sofrimento suportável, ele precisa ser possível, praticável. Se o sentido for sermos felizes, mas o que estivermos fazendo não gerar felicidade, de nada irá valer.

No entanto, assim como não conversamos sobre nossa mortalidade, raramente falamos sobre o sentido que escolhemos dar para a nossa vida. Se levarmos a vida sem dar um sentido para ela, nós nos sentiremos vazios e cansados. Desconectados com a própria existência.

Sobre esse assunto, Lama Michel fala da sua própria experiência: "Há coisas que parecem trazer felicidade e acabam gerando sofrimento. Há ainda outras que parecem ser causa de sofrimento e, na verdade, são boas e geram felicidade. No decorrer da vida, passamos por um longo processo de aprendizado para perceber o que funciona e o que não funciona para nós. Também incorporamos experiências de pessoas que viveram antes de nós, até mesmo séculos atrás. Elas fizeram tentativas, viram o que dava certo e o que não dava e

---

49 Disponível em: <http://www.juliotafforelli.com.br/2017/01/30/abordagem-junguiana-do-sofrimento-parte-1/>. Acesso em: 24 abr. 2018.

transmitiram seu conhecimento para os que vieram depois. Podemos, então, a partir do que chegou ao nosso conhecimento, criar sistemas para tentar ser feliz. Se nos comportarmos de uma determinada maneira, tivermos certas atitudes, escolhermos um lugar onde ficar e as pessoas com quem iremos conviver e, com isso, criarmos condições para uma vida com mais satisfação, equilíbrio e felicidade, então tudo fará sentido; teremos, efetivamente, a sensação de que nos encaixamos no mundo à nossa volta. Por outro lado, se sentirmos que algo nos afastará da felicidade, nos desviará do nosso objetivo principal, iremos perceber naturalmente que fizemos escolhas sem sentido, que não estamos no lugar certo. Muitas vezes, uma situação que não faz sentido nada tem a ver com um objeto específico. Por exemplo, quando eu era pequeno e morava no Brasil, nunca tive nada contra a vida que levava. Nada contra a escola, os amigos, a família... Levava uma vida ótima. Porém eu tinha a sensação de que aquela vida não estava me levando ao que eu queria. Quando fui para o monastério, percebi que aquilo, sim, fazia sentido. Apesar de certas coisas não terem sido fáceis, elas se tornavam fáceis no momento em que o contexto era favorável para que elas se encaixassem. Se as escolhas que fazemos, as ações que praticamos, o lugar onde estamos e a situação em que vivemos estão nos levando para a direção certa, o peso das dificuldades não é tão grande, conseguimos carregá-lo com muito mais facilidade. Mas se, dentro de uma situação, sentirmos que não caminhamos na direção certa, mesmo que o momento seja prazeroso, nada terá sentido, nada irá para a frente. Por isso precisamos procurar o que para nós faz sentido. Eu acredito que encontramos sentido no que nos faz feliz. E esse processo é individual, cada pessoa é única."[50]

Segundo a visão de mundo do budismo tibetano, encontraremos o sentido de vida ao buscarmos praticar todos os dias algo positivo a mais e deixarmos de praticar algo negativo a menos. Esse é o estilo de vida daquele que almeja atingir a iluminação, ou seja, um estado permanente de paz consigo mesmo e com os outros. Enquanto escrevo essa frase reconheço que ela pode soar como uma proposta de arrogância espiritual, como se, nós budistas, quiséssemos estar acima de tudo e de todos buscando um estado além de todo o sofrimento. Não é isso. Primeiro, porque as qualidades que desenvolvemos para atingir esse estado são um antídoto para tal postura, e, segundo, o foco não está em avaliar o quão perto ou longe estamos desse estado, mas sim caminharmos em sua direção. Por isso, esse é um comprometimento a longo prazo, de vida após vida. Nesse sentido, o propósito da vida encontra-se em sair dela uma pessoa melhor do que se entrou: com mais generosidade, paciência, confiança, entusiasmo, concentração, moralidade e sabedoria.

Cada cultura tem sua maneira de entender e de criar sua própria realidade, mas as necessidades ontológicas permanecem as mesmas. São valores fundamentais que orientam e organizam as pessoas, como justiça, solidariedade, gratidão, autenticidade, liberdade, generosidade e empatia. Esses valores não precisam ser ensinados porque fazem parte da natureza humana, mas precisam ser desenvolvidos.

---

[50] Palestra de Lama Michel Rinpoche na sede Vida de Clara Luz, em São Paulo, no dia 29 de novembro de 2015.

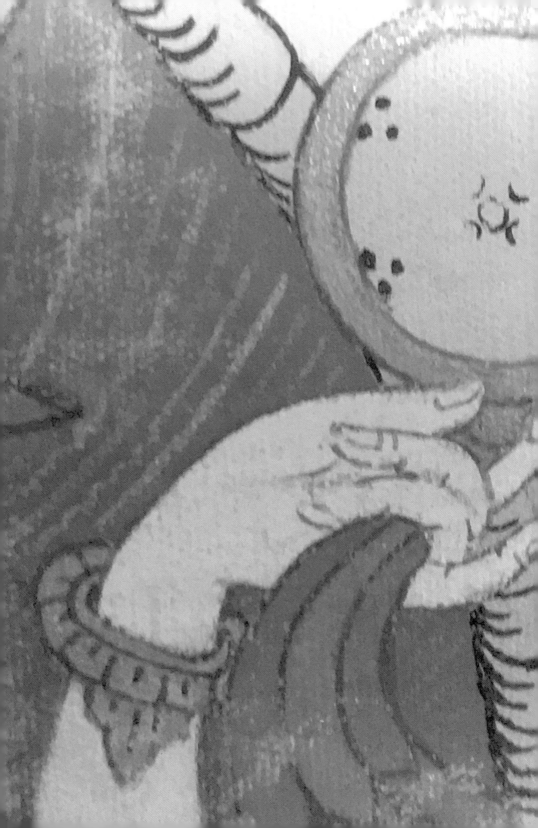

Quando temos clareza sobre quais princípios e valores regem nossa vida, dificilmente nos sentimos perdidos, pois sabemos para onde estamos indo.
Eles esclarecem nossas prioridades e nossas escolhas.

O que importa é o que sempre importa.
Quando valorizamos o que de fato tem valor para nós, ajustamos nossos códigos morais.
Temos um discernimento mais apurado de certo e errado quando seguimos um código de honra.
Uma sensação de dever cumprido que norteia nossa vida.

O budismo nos lembra que o sentido que damos a nossa vida é inabalável, mesmo diante de uma doença física. Tal como nos alerta Lama Zopa Rinpoche:[51] "Ser saudável não é o ponto principal. O ponto principal é fazer tudo que acontece conosco ser benéfico para os outros seres vivos. Se somos saudáveis, devemos usar nossa boa saúde para beneficiar os outros. Se estamos enfermos, devemos ainda assim usar essa experiência para beneficiar os outros."
Lama Zopa não está dando menos importância à saúde, mas sim nos lembrando de que o nosso propósito de vida é evoluirmos interiormente, independentemente de estarmos diante de situações desafiadoras, como quando nosso corpo fica doente.

---

[51] Disponível em: <https://fpmt.org>. Acesso em: 24 abr. 2018.

| Afresco. Albagnano Healing Center, Albagnano, Itália, abril, 2017.

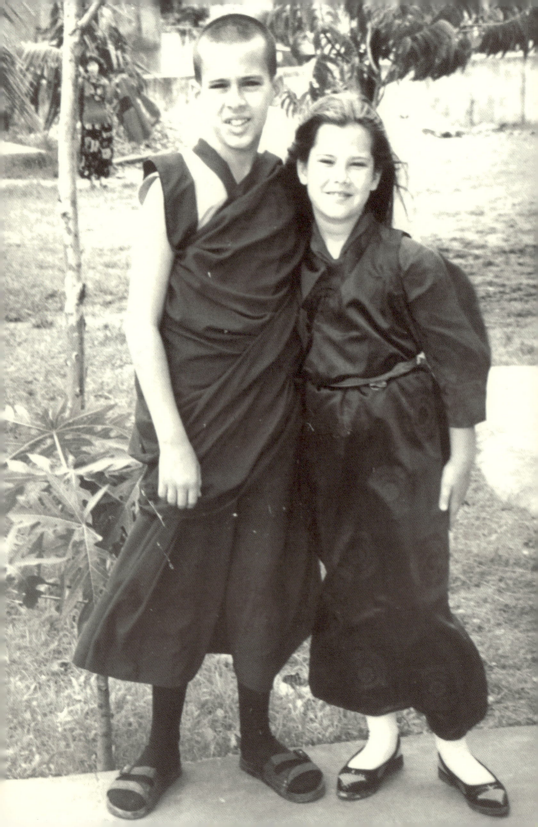

Capítulo 16

"A dor não é um problema; o importante é o resultado"

Em 1994, quando minha filha, Fernanda, e eu fomos à cerimônia de entronização de meu filho, Lama Michel Rinpoche, no Monastério de Sera Me, no Sul da Índia, ele já havia se tornado monge e estava vivendo lá com seu pai fazia seis meses. Lama Michel tinha 12 anos, e Fernanda, 8. No momento da despedida, Fernanda começou a chorar em desespero. Ela estava prestes a se separar não só de seu irmão como também de seu pai, que ia ficar morando com Lama Michel por mais dois anos. Ao ver seu sofrimento, me desesperei e perguntei com firmeza para Lama Gangchen Rinpoche: "Como podemos parar de sofrer?". Ele simplesmente respondeu: "Desfrutando e crescendo interiormente". Ganhei um pouco de coragem e disse a Fernanda com um certo entusiasmo: "Agora nós estamos indo para Londres". De alguma forma, ela se acalmou e aceitou dizer adeus.

Lama Gangchen Rinpoche nos inspira tanto a nos conectarmos com a alegria da vida como a não temermos o sofrimento.

Certa vez, ao notar o quanto estávamos apreensivos porque ele iria passar um medicamento numa ferida no seu pé, que arderia, ele disse: "A dor não é um problema; o importante é o resultado".

Lama Michel e Fernanda Lenz, Monastério de Sera Me,
Sul da Índia, julho, 1994.

O ponto é que, muitas vezes, sofremos mais pelo medo de sofrer do que pelo próprio sofrimento. Lama Michel Rinpoche comenta esse fato ao compartilhar uma experiência pessoal: "Um dia, dormi debaixo do sol e fiquei todo queimado. Daí observei como reagimos numa situação assim. Nossa tendência é nos preocuparmos mais se vai arder quando alguém nos tocar do que com a própria ardência. Na hora que alguém me abraçava, ardia? Claro! Mas fazer o quê? Se lembrarmos que só vai arder quando alguém encostar e que a dor é passageira, não teremos medo nem sentiremos rancor. Se ardeu, ardeu, dura poucos segundos. Eu brinquei comigo mesmo observando isso. O espaço que o momento da dor ocupa na mente é extremamente pequeno. O problema é ficar pensando que vai arder cada vez que alguém vem em nossa direção e pode nos abraçar. Isso, sim, ocupa um espaço grande na mente e gera aversão. Se aceitarmos o sofrimento apenas como sofrimento e o vivermos no instante presente, ele logo passará. O sofrimento faz parte da vida, faz parte da interdependência dos fenômenos, da interação entre nós e os outros, da nossa ignorância, do egoísmo, do medo, do apego, enfim, de todos os venenos mentais."

Transmitindo esse conhecimento, Lama Michel está nos encorajando a lidar com o sofrimento inevitável do cotidiano se quisermos nos conectar com um sentido maior da vida: "A ideia de algo maior pode ser interpretada em vários níveis. Se o objetivo for apenas ter vantagem no momento presente – como obter prazer, poder, reconhecimento ou evitar qualquer sofrimento –, acabaremos fechados nesse círculo, que é bem pequeno.

O resultado disso é uma instabilidade muito maior, mais crises, porque sofrer faz parte da vida. Numa passagem dos antigos textos budistas, Shantideva, um grande mestre budista, diz que somos seres infantis, covardes e miseráveis, pois somos egoístas e vivemos obcecados com a nossa própria felicidade. Dessa forma, sofremos ainda mais. Somos covardes porque temos um grande medo de sofrer; e miseráveis em consequência de sermos infantis e covardes. Atisha, outro grande mestre, disse certa vez: 'Aceite o sofrimento como sofrimento e, dessa forma, sofra menos'. Um discípulo lhe perguntou: 'Mas como? Se eu aceitar o sofrimento como sofrimento, não estarei me submetendo ao sofrimento e deixando de fazer algo para eliminá-lo? Não vou sofrer ainda mais?'. Essa é a visão que normalmente temos.

Atisha respondeu: 'Se você aceitar o sofrimento como sofrimento, você não irá mais sofrer pelo medo de sofrer'. Nós sofremos muito mais por não aceitar o sofrimento. É melhor não lutarmos contra e pensar: 'Tudo bem, faz parte da vida'."

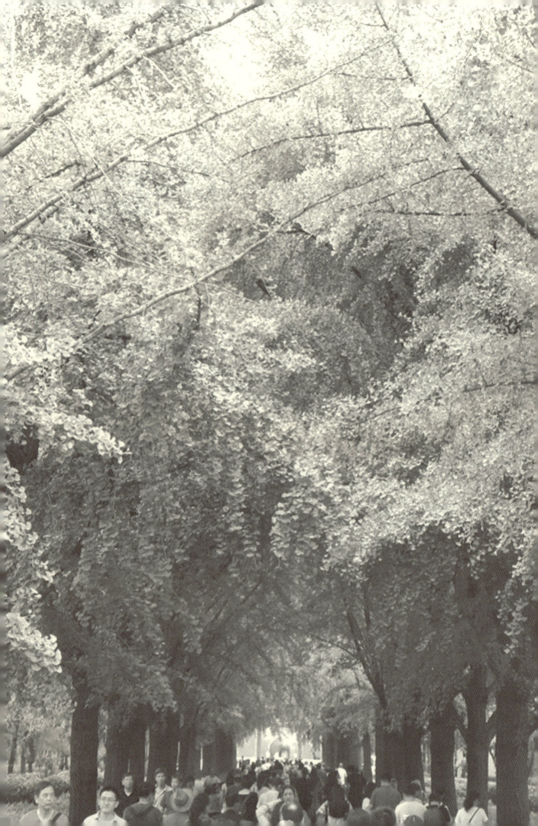

Capítulo 17

Pequim, 18 de julho de 2017
Vou cuidar de você durante a viagem

Sempre que vamos ao Tibete acompanhados de Lama Gangchen Rinpoche e Lama Michel Rinpoche, via Pequim, visitamos o Templo do Lama.[52] Construído há 300 anos, é um testemunho vivo da história do budismo na China.

Aliás, Lama Gangchen Rinpoche nos ensinou a ser essa uma prioridade: deixamos as malas no hotel e vamos diretamente para o templo. Como ele fecha às 16h30, precisamos nos apressar.

Assim que passamos pela entrada principal, percorremos uma alameda de árvores centenárias de *ginkgo biloba*. Um banho de luz verde-clara. De mãos dadas com Rinpoche, Lama Michel e muitos amigos, recitamos os mantras que nos preparam para estar dentro do templo. É hora de ajustarmos nossa motivação. Conheço bem esse caminho, mas não é porque ele é familiar que se tornou superficial.

---

[52] O Templo de Yonghe Lama foi usado originalmente como residência oficial para os eunucos e tribunais da dinastia Ming. Foi convertido a corte real do príncipe Yongzheng durante a dinastia Qing, no ano 1693 do reinado do imperador Kangxi. No terceiro ano do reinado de Yongzheng (1725), tornou-se o palácio imperial para estadas curtas da capital e seu nome mudou para Palácio da Paz Eterna (Yonghegong). Durante o nono ano do reinado do imperador Qianlong (1744), foi dedicado a ser usado como seu templo, passando a ser chamado de Templo do Lama (Lama Temple). Diponível em: <https://www.chinahighlights.com/beijing/attraction/lama-temple.htm>. Acesso em: 25 abr. 2018.

| Alameda de *ginko biloba* na entrada para o Templo do Lama, Pequim, julho, 2017.

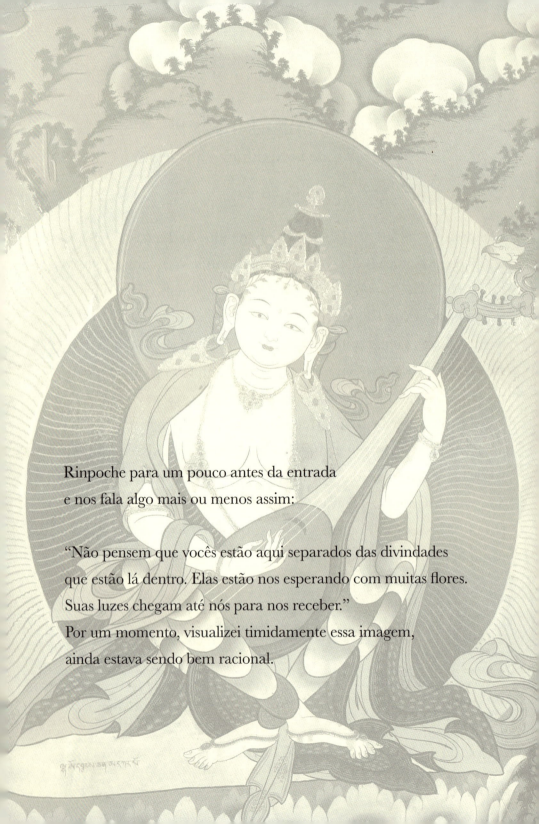

Rinpoche para um pouco antes da entrada
e nos fala algo mais ou menos assim:

"Não pensem que vocês estão aqui separados das divindades
que estão lá dentro. Elas estão nos esperando com muitas flores.
Suas luzes chegam até nós para nos receber."
Por um momento, visualizei timidamente essa imagem,
ainda estava sendo bem racional.

Mesmo não sentindo a qualidade vibracional dessa visualização, reconheço que estamos entrando num lugar sagrado e sendo muito bem recebidos.

No budismo tibetano – também conhecido por vajrayana –, existem práticas de meditação baseadas em divindades. Elas não são deuses externos, mas sim a manifestação da dimensão pura do próprio indivíduo. Em *NgelSo – Autocura Tântrica III*, Lama Gangchen explica: "Os yidams tântricos (divindades de meditação) não são deuses, espíritos ou demônios, como muitas pessoas acreditam. Eles são poderosos arquétipos energéticos do nível absoluto; arquétipos da energia de cristal puro que irrompem na consciência humana."[53]

Nós, ocidentais, temos dificuldade de compreender essa concepção de divindade, pois estamos familiarizados com a ideia religiosa de um Deus ou de deuses. Mas lá, o termo "divindade" vem da palavra tibetana *yidam*, que literalmente significa "mente sagrada". Por isso, Lama Gangchen Rinpoche nos pede: "Por favor, não devemos sentir que através das preces para os yidams estamos venerando algum deus estranho. Estamos venerando e abrindo nosso coração para a nossa própria natureza búdica, nosso próprio potencial humano."[54]

Um pouco mais adiante, ainda no portal de entrada do templo, cada um recebe uma caixa de incensos doada pelo templo. "Isso é que é generosidade", comenta Rinpoche em voz baixa. Sua fala ressoa forte em mim. Fiquei emocionada ao escutá-lo dizer isso espontaneamente.

---

53 RINPOCHE, Lama Gangchen. *NgelSo – Autocura Tântrica III*. São Paulo: Gaia, 2003, p. 104.

54 Ibidem, p. 105.

| Sitatapatra, Templo de Yadign, Sichuan, Tibete, julho, 2017.

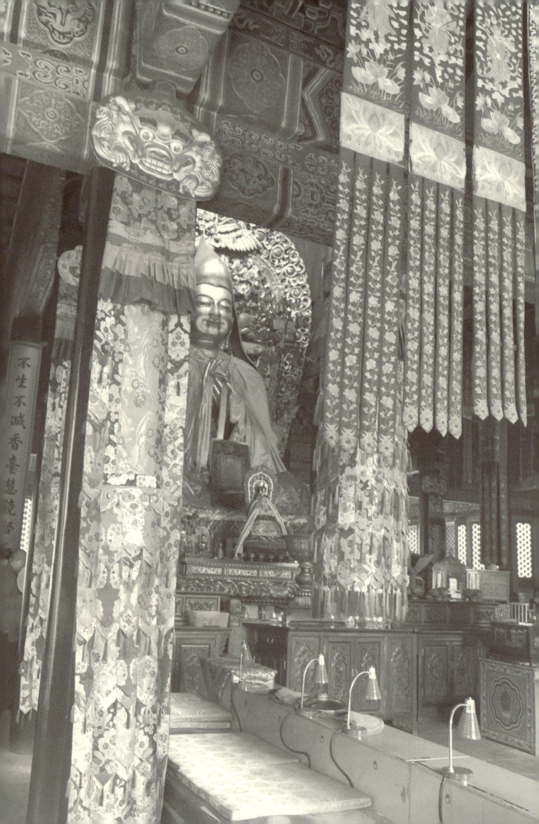

Continuamos em frente. Acendemos os incensos e fazemos nossas rezas. Era hora de melhorar minha concentração. Fazia muito calor e não queria me dispersar com tudo e todos à nossa volta. Passamos por vários templos até chegarmos ao que abriga uma enorme estátua de Lama Tsong Khapa. Com a permissão dos guardas nos sentamos na frente do altar para recitar o Guru Puja (uma meditação recitada que contém a essência dos ensinamentos do budismo tibetano; sua finalidade é a de fortalecer o vínculo com nossos mestres espirituais e de acumular méritos e força espiritual).

Somos um grupo de quase 30 pessoas. Rinpoche está sentado bem à minha frente. Quando fecho os olhos para me concentrar, percebo o quanto minha mente está agitada. Reconheço que preciso primeiro olhar ao redor lentamente para avisar a minha mente que ela pode relaxar. Já me conheço nessa situação em que os estímulos externos ganham de longe da motivação de fechar os olhos para meditar. É como uma criança que chega a um parque de diversões e você diz para ela: "Sente-se aqui ao meu lado, vamos meditar". Deixo minha criança de olhos abertos para olhar todos os detalhes à sua volta. É uma espécie de acordo que faço comigo mesma para criar espaço interior. "Não se apegue nem rejeite, então tudo será claro", li certa vez num texto budista. Essa frase sempre me ajuda a me autorregular. Quando noto que minha mente já não procura mais tantos detalhes, finalmente fecho os olhos e deixo-me ser levada pelo ritmo dos mantras que o grupo recita firmemente. Recitar em voz alta os mantras da prática do Guru Puja, em conjunto, é algo que descobri que tenho dificuldade de fazer desde muito cedo. A intensidade das rezas é simplesmente demasiada para mim. Como já me conheço nessa situação, vou, aos poucos, aterrissando na preciosidade do momento. Ao final do Puja, surpreendo-me com Rinpoche, que se vira para mim e assopra várias vezes minha garganta e recita primeiro em tibetano e depois em inglês os versos de *Bodhisattvacharyavatara*,[55] de Shantideva:

> *Possam todos os seres que estejam doentes*
> *Livrarem-se rapidamente de suas doenças*
> *Que todas as doenças deste mundo*
> *Não ocorram novamente.*

> *Possam os medicamentos serem eficazes,*
> *Possam as preces e mantras terem frutos,*
> *Possam todos os seres, bactérias e*
> *micro-organismos que criam as doenças*
> *Ter compaixão daqueles que se encontram doentes.*

> *Possam todos os seres*
> *Atormentados pelos sofrimentos do corpo e da mente*
> *Obter um oceano de felicidade e alegria*
> *Em virtude da energia positiva de seus méritos.*

---

55 O *Bodhisattvacharyavatara*, "Guia do Estilo de Vida do Bodhisattva", é um dos mais importantes textos da literatura budista, e um dos mais estudados em todas as tradições Mahayana. Composto em verso por Shantideva, mestre budista indiano do século VII, esse guia mostra como se engajar no comportamento transformador do guerreiro espiritual. O Bodhisattva é alguém que segue um comportamento enriquecido de sabedoria e compaixão para ajudar todos os seres. Homens e mulheres podem trilhar esse caminho que leva à iluminação, o estado pleno de paz ao adotarem atitudes cotidianas que os tornam mais felizes, livres e aptos para lidar com os obstáculos da própria mente.

Tocada pelas palavras,
agradeço-o do fundo do meu coração.
Ele responde com naturalidade:
"Não se preocupe,
vou cuidar de você
durante a viagem.

Toda vez que quiser,
venha que eu te assopro."

Para mim, saber pedir
por cuidados também
fez parte da minha cura.

Afresco, Monastério de Denma Gondar,
Kham, Tibete, julho, 2017.

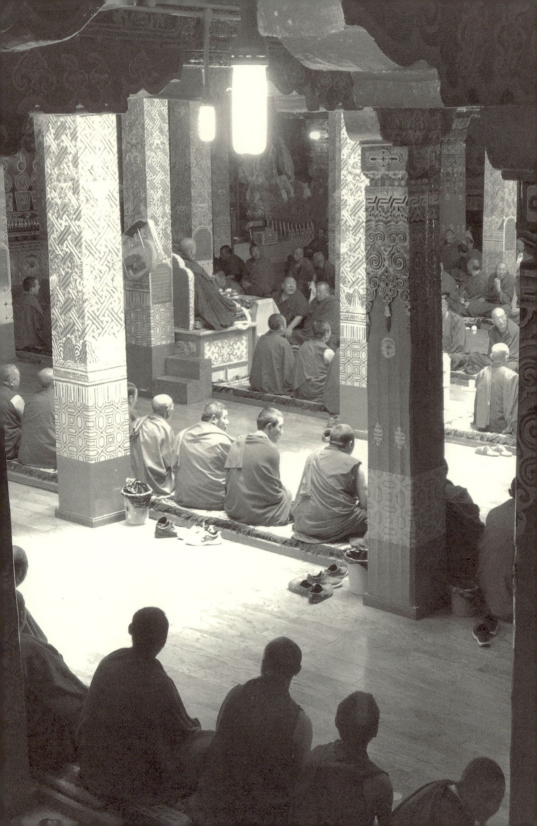

Capítulo 18

Monastério de Yading, distrito de Sichuan, Tibete
21 de julho de 2017
O que em nós pede passagem para fora?

Após subirmos um longo trecho a pé pela trilha de uma montanha, junto com Lama Michel e Lama Gangchen, chegamos ao Monastério de Yading para participar da cerimônia de longa vida dedicada ao Lama Dzeme Tulku, um dos principais discípulos de Kyabje Trijang Rinpoche,[56] o mestre do meu mestre.

Nos gompas – templos de meditação – do monastério, estão inúmeras estátuas de Buddhas e de diversas divindades e muitas thangkas – pinturas em tecido nas paredes ricas em simbolismos que nos revelam a filosofia budista e suas divindades meditacionais. Para um leigo, o fato de apenas observá-las já pode ser o suficiente para despertar a importância de superar os desafios mentais, físicos e emocionais e cultivar a compaixão e a sabedoria.

---

[56] Kyabje Trijang Rinpoche (1901-1981) foi um Lama gelugpa e discípulo direto de Pabongka Rinpoche. Ele é o guru-raiz de muitos Lamas gelugpas que ensinam o budismo no Ocidente, como Lama Gangchen Rinpoche. Sua atual reencarnação é Kyabje Trijang Chocktrul Rinpoche, nascido em 15 de outubro de 1982. Disponível em: <https://pt.wikipedia.org/wiki/Kyabje_Trijang_Rinpoche>. Acesso em: 25 abr. 2018.

| Templo de Yading, Sichuan, Tibete, julho, 2017.

Muitas dessas divindades expressam ira, são intensas e intimidadoras. Adornadas com crânios, vestidas com peles de tigre, têm muitos braços expondo armas emblemáticas, olhos esbugalhados que despertam força, determinação e coragem, de suas bocas saem faíscas e as suas várias pernas pisoteiam os seres que representam as negatividades da mente.

Todo esse rico simbolismo tem um significado. Por exemplo, os dentes afiados na forma de presas representam a capacidade de cortar o sofrimento pela raiz. O fogo desenhado ao redor delas simboliza a sabedoria que destrói a raiva, o apego e a ignorância, pois compreende a natureza da vacuidade dos fenômenos – essa é a base de toda a filosofia budista, ou seja, os fenômenos são vazios de existência intrínseca, isto é, nada existe por si só, tudo está interligado.

Nessa viagem, me propus a não procurar saber o nome das divindades para conseguir ser tocada por elas sem o crivo do intelecto. Em geral, evito contemplar a força da ira. Mas dessa vez decidi observá-la para notar quais sensações elas me despertavam. Essa decisão determinou o sonho que tive naquela noite.

Sonhei que iria participar de um festival de canto. Havia começado a preparar um poema-canção, mas não estava pronto para eu me apresentar. Precisava de tempo e calma; no entanto, havia muitas pessoas falando e cada vez que tentava me concentrar era interrompida por alguém querendo dar a sua opinião. Queria um lugar isolado para ensaiar, porém, aonde quer eu fosse tinha gente inquieta. Todos pareciam prontos para sua apresentação, menos eu. Num certo momento, decidi me apresentar mesmo sem ter ensaiado. Passei a ser direta e assertiva com as pessoas: "Agora não é o seu momento! É o meu." Mas, a cada palavra que dizia, elas ficavam mais agitadas. Quando a intensidade dessa dificuldade chegou ao máximo, disse bem alto: "Desisto". E vou embora. Vejo Pete e digo para ele: "Estou triste, mas não é desta vez que vou ler o meu poema, fica para outra vez".

Expressar livremente o que sentimos não é uma tarefa fácil. Parece pertencer ao senso comum que o câncer na tiroide está relacionado com a dificuldade de expressão, como se, para não ficarmos doentes da tiroide, tivéssemos que pôr algo a mais para fora. Sinto que há uma mensagem subliminar de inadequação naqueles que têm câncer: você não foi bom o suficiente na habilidade de se expressar.

Nesse sentido, a cura aconteceria quando expressássemos o que temos vontade, o que estamos sentindo, em vez de reprimir todo esse conteúdo. No entanto, confesso que nestes dez últimos anos, muitas vezes, tenho escolhido me calar. Preferi conter comentários que poderiam gerar polêmicas. Busco encontrar novas formas de interagir que não causem desarmonias. Além disso, muitas vezes, não temos palavras certas para dizer. Em termos de resultado externo, estou satisfeita, mas vejo que ainda há algo que devo elaborar internamente. Não sei dizer o que teria me acontecido se tivesse saído por aí, dizendo o que penso em situações em que não há receptividade para tanto. Não posso imaginar porque não tenho a experiência. Mas tenho aprendido que vale mais a pena primeiro resolver uma questão conflituosa internamente e agir a partir da calma.

No sonho daquela noite, reconheço que tive a força para ouvir de mim mesma o que já sabia, mas não tinha coragem de admitir: preciso de tempo e calma para ser simplesmente quem sou. Vivemos constantemente pressionados ou nos pressionando a ser mais do que já somos, a mostrar ser capazes de fazer mais do que realmente queremos.

Noto que a primeira condição para deixar de me apressar é reconhecer o meu próprio hábito de me apressar. Perceber esse impulso já é em si tranquilizador. "*Aha!* Te peguei! Você não vai me pressionar mais." É assim que digo para mim mesma num tom de brincadeira.

Nessa viagem ao Tibete, como estava a 4.500 metros de altitude, tinha que fazer tudo mais lentamente para preservar oxigênio e energia. Uma vez que não teria como me forçar, tive que naturalmente respeitar o tempo do meu corpo para ele recuperar suas forças. É incrível observar como o corpo apenas nos libera para ter bons pensamentos a partir de um mínimo de bem-estar. Aproveito para aprender com essa sensopercepção a não me apressar mentalmente.

Quando o corpo desacelera para preservar sua força, podemos aproveitar para nos recolher em silêncio. A vontade de ficar em silêncio ajudou a me manter introspectiva, conectada com a sensação de vulnerabilidade física. Várias vezes fiquei quase sem voz. Que sensação boa a de estar liberada a não *precisar* falar. Sobra tempo para ficar comigo mesma. Tudo o que o sonho havia me revelado que faltava eu fazer.

O que em nós pede passagem para fora?
O impulso de simbolizar algo
que nos faça dignos de nossa própria história,
que nos conecte com o sentido de nossa vida.

Dakini fazendo uma oferenda. Albagnano Healing Meditation Centre, Albagnano, Itália, abril, 2017.

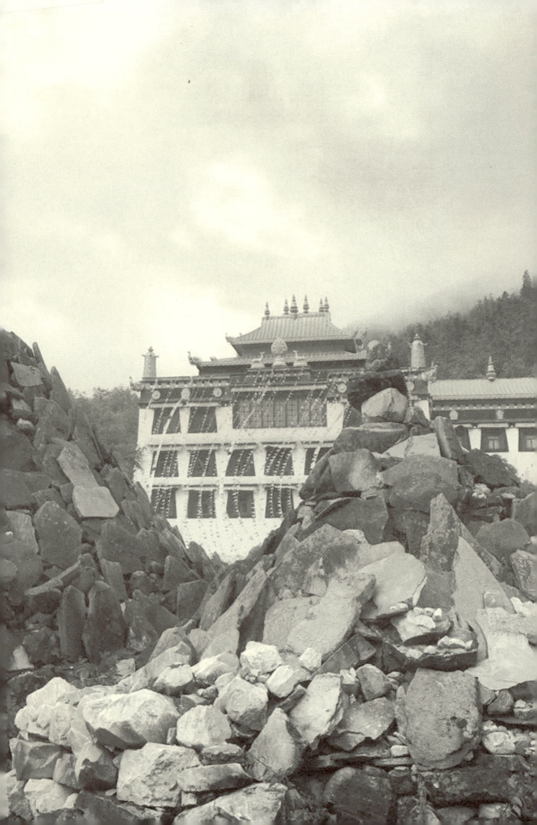

Capítulo 19

Monastério de Chong Gu, Tibete
22 de julho de 2017
Acumular energia positiva

O Monastério de Chong Gu está localizado ao pé do Pico Xiannairi (com uma altitude de 6.032 metros), o pico mais alto dos três picos sagrados do condado de Daocheng. Ele fica dentro do Parque Nacional de Yading – na parte oeste da província de Sichuan, região tibetana tradicional de Kham Ganzi. Uma área de 1.344 km², a mais de 4 mil metros de altitude, que foi designada como reserva natural no final da década de 1990. É conhecida por muitos como "a última terra pura no planeta azul".

Yading em tibetano é referido como *Nyiden*, que significa "de frente para o Sol". Para os tibetanos, Yading é um local sagrado, pois nele estão três grandes montanhas reconhecidas por Padmasambhava – fundador da primeira linhagem do budismo tibetano no século VIII – como a manifestação do Buddha da Compaixão (Chenrezig), do Buddha do Poder (Vajrapani) e do Buddha da Sabedoria (Jampelyang). De forma triangular, com 6 mil metros de atitude, elas impressionam por sua grandiosidade quando as nuvens se afastam e é possível contemplá-las por alguns minutos.

| Monastério de Chong Gu, Parque de Yading, Sichuan, Tibete, agosto, 2017.

Apesar de ser uma região com pouco oxigênio, o que impediria o crescimento das plantas, o parque é repleto de árvores e flores. O caminho que nos leva ao Monastério Chong Gu faz jus ao imaginário de atravessar uma floresta encantada repleta de árvores tortas cobertas de musgos e com um rio que desce com a forte queda das águas claras vindas das geleiras das montanhas sagradas. Nas rochas maiores, entre as águas do rio, estão pintadas letras sagradas e divindades, como Tara Verde, Chenrezig e Manjushri.

No decorrer de toda a trilha, contemplamos vários montes de pedras empilhadas pelos peregrinos com a delicada arte do equilíbrio. Há também pedras esculpidas ao som do mantra mais recitado no budismo tibetano: Om Mani Peme Hung.[57] Elas estão amontoadas umas sobre as outras de forma triangular, como as montanhas sagradas.

A palavra sânscrita *mantra* é formada por duas sílabas: *man* significa "mente", e *tra*, "proteger", ou seja, "proteger a mente". Na meditação budista, trabalhamos mais com o poder dos sons e das imagens do que com o conceito das palavras. Enquanto as palavras estimulam a mente conceitual, os sons e as imagens podem *tocá-la*.

---

[57] Este é o mantra de Chenrezig, o Buddha da Compaixão. Outra maneira de curar doenças por meio da recitação de um mantra, como o de Om Mani Peme Hung, consiste em recitar mil vezes o mantra e depois soprar sobre um copo de água potável. Ao soprar, imagina-se que as sílabas do mantra se transformam num néctar luminoso. E, ao beber, imagina-se que esse néctar se funde com a água.

Pintura e mantra de Chenresig sobre as pedras na trilha para o Monastério de Chong Gu, Parque de Yading, Sishuan, Tibete, agosto, 2017.

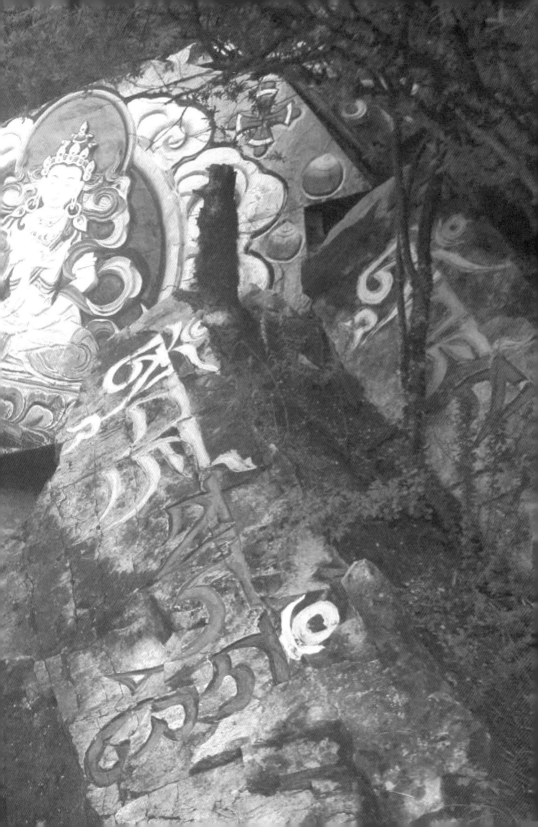

Como costuma dizer Lama Gangchen,
nossa mente é muito "dura".
Podemos amaciá-la com os mantras
para dissolver a sua rigidez e os seus bloqueios.

Devido à altitude, temos pouco ar para respirar. Precisamos ir aos poucos. O que nos permite contemplar cada detalhe desse caminho que se tornou sagrado pela intenção de todos que passam por ele com a mesma motivação: desenvolver-se espiritualmente.

Percorrer um caminho sagrado é uma forma de acumular méritos. Lama Michel nos explica que acumular méritos é uma expressão própria do budismo e não é possível traduzir para o português simplesmente porque não possuímos tal conceito. Mas ela significa acumular energia positiva por meio de ações virtuosas, como a generosidade, o esforço entusiástico, a paciência, a moralidade, a concentração e a sabedoria. "Criamos causas e, quando surgem as condições, elas amadurecem. Quando existem todas as condições para algo positivo ocorrer e não ocorre, é porque faltam méritos. Às vezes temos méritos, mas as condições não estão maduras, então temos que aguardá-las", explica Lama Michel.

O ponto é: sem a energia positiva dos méritos não temos a força necessária para seguir em frente. Se não amadurecemos interiormente, aprendendo a confiar, a perdoar, a ter paciência, compaixão e outros sentimentos positivos, não conseguiremos fazer as mudanças que desejamos.

Pedras empilhadas pelos peregrinos na trilha para o Monastério de Chong Gu, Parque de Yading, Sichuan, Tibete, agosto, 2017.

Quantas vezes queremos mudar algo em nós mesmos ou em nossa vida, mas não nos sentimos prontos para isso? "Quando causas e condições estão maduras, o efeito é inevitável", diz Lama Gangchen Rinpoche. Lembro-me quando o conheci, em 1987, e ele nos perguntou durante os seus primeiros ensinamentos: "Quanta energia positiva vocês acumularam no último ano, e no último mês, e durante o dia de hoje? Eu não sei o que vocês acham, mas eu acho muito difícil acumular energia positiva."

Quando desejamos algo, mas não temos a energia necessária capaz de nos conduzir à ação, nos faltam méritos. Sem energia positiva acumulada, agimos de maneira autodestrutiva. Seguimos pensamentos e atitudes que nos impedem de realizar o que queremos fazer de novo, de criativo e de benéfico.

Como são as condições internas que levam a uma mudança externa efetiva, um passo fundamental para não cair novamente na sensação frustrante de sentir-se incapaz é não seguir os pensamentos limitadores *assim que surgirem* na mente. Quanto mais buscarmos novos recursos que propiciem uma mudança efetiva, mais esforço entusiástico estaremos praticando. Nesse caso, a condição interna que pode ser amadurecida é a autocompaixão, o desejo de fazer algo por si para sair do sofrimento, em vez de manter uma atitude crítica excessiva – que aumenta ainda mais a cobrança de ser quem você *ainda não é* – ou um discurso interno de derrota contínua.

Espelho, Monastério de Chong Gu, Parque de Yading, Sichuan, Tibete, agosto, 2017.

Compaixão por si mesmo
não significa ser autoindulgente,
mas sim ter o desejo sincero
de se dar uma nova chance.

Algo como perguntar a si mesmo:
"Se eu visse uma pessoa sofrendo
como eu estou neste momento,
quais conselhos daria a ela para mudar
de atitude e seguir em frente?".

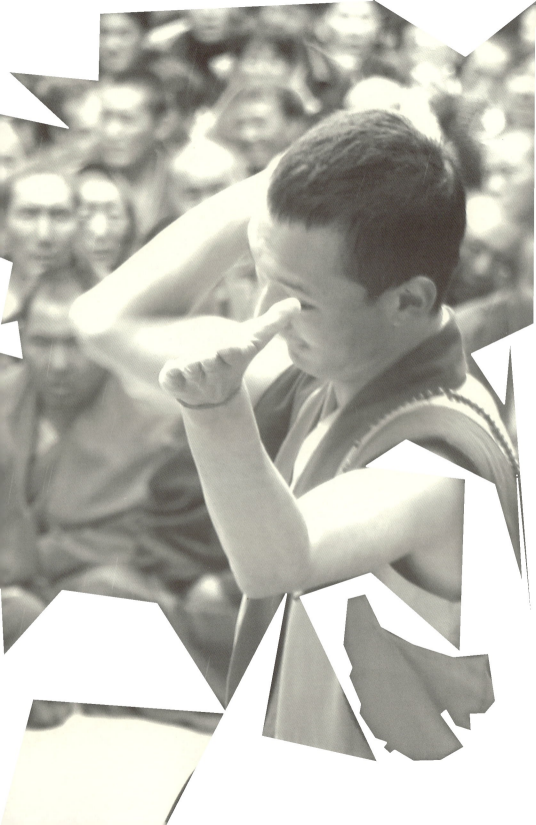

Capítulo 20

Monastério de Chong Gu, Tibete
23 de julho de 2017
Debate

Um dos motivos dessa viagem foi o de participar da cerimônia de inauguração do novo gompa (sala de meditação) do Templo de Chong Gu. Como parte das festividades, assistimos a uma cerimônia de debate filosófico. Durante o debate, os monges são questionados sobre os textos filosóficos que decoraram sem precisar necessariamente entendê-los. Trata-se de pura dialética.

Claro que é falado em tibetano, mas mesmo se fosse em português creio que entenderíamos muito pouco, pois os monges discutem temas de alta complexidade, como a natureza vazia da realidade.

Quem assiste é contagiado pelo ambiente de concentração e rapidamente entra em ressonância com os olhares, expressões faciais e corporais de sagacidade, determinação e entusiasmo. É como se pudéssemos aprender a pensar desse modo rápido e associativo mesmo sem entender nada. Talvez como o que ocorre com as crianças quando observam a dinâmica da conversa dos adultos.

O debate começa com um monge, de pé, fazendo uma pergunta seguida de um grito agudo, como se fosse um chamado, entoando a sílaba *dhiiiiiiii*. Essa é a sílaba-semente da emanação da sabedoria

Monge debatendo, Monastério de Chong Gu, Parque de Yading, Sichuan, Tibete, agosto, 2017.

de Buddha Manjushri, que, com sua espada flamejante da sabedoria, corta a ignorância e desperta a sabedoria. É dito que o conhecimento de Manjushri pode ser comparado com um olho que tudo vê como um Sol de mil raios.

Após recitar essa sílaba, ele passa o seu mala (rosário), que segura com a mão direita, para o braço esquerdo até a altura do ombro. Em seguida, bate a mão direita sobre a palma da mão esquerda, ao mesmo tempo que finca com firmeza o pé esquerdo no chão. A mão direita representa o método, a prática da compaixão, a visão correta da realidade. A mão esquerda, a sabedoria, e a batida de pé, o bloqueio na entrada dos reinos inferiores. Dessa forma, cumpre-se a meta desejada: unir os esforços da compaixão à sabedoria para libertar todos os seres do sofrimento.

Ao final, como num gesto de desafio, o monge gira a palma de sua mão direita em direção aos dois monges sentados à sua frente. A eles é permitido dar três respostas:

(1) "A razão não foi estabelecida" – que é uma maneira de negar a premissa menor;

(2) "Não é universal nem está em todos os lugares" – uma forma de negar a principal premissa; e

(3) "Aceito" – significando que o defensor aceita o argumento e a conclusão.[58]

Quando a resposta cai em contradição, aquele que questiona grita: "*Tsa!*", que significa "Terminado!" Todos riem. É contagiante.

---

58 Disponível em: <http://tibethouse.org.br/debate-no-budismo-tibetano/>. Acesso em: 25 abr. 2018.

Para nós que assistimos e não entendemos nada fica claro que ele foi *pego no pulo*. Apesar da intensa dinâmica gerada, não se trata de uma competição. A finalidade do debate não é a de derrotar o oponente, mas sim de instigá-lo a superar seus pontos de vista incertos. Lama Michel explica que perceber o debate de forma competitiva é pura projeção da mente competitiva ocidental. Entendi que estão todos interessados no raciocínio desencadeado pelo debate e não em ganhar ou perdê-lo.

Assistir a um debate como esse é um convite a aprendermos a sustentar a energia de questionar e ser questionado nos mantendo abertos para mudar de ponto de vista quando necessário, se for provado um posicionamento convincente. Devido ao caráter competitivo que normalmente impera nas discussões – sejam afetivas, intelectuais ou mesmo judiciais –, nas quais quem perdeu é punido, reprimido ou ironizado, acabamos inibindo nossa capacidade de indagar ou por orgulho ou medo de sermos considerados menos inteligentes, permanecemos questionando sem nos abrir para uma nova reflexão.

Percebi que estava cansada de presenciar discussões que não levam a nada simplesmente porque cada um é movido pela sua vontade de impor seu pensamento. Por isso, para nós, ocidentais, assistir a um debate filosófico é algo inusitado.

Uma das principais finalidades do debate é também desenvolver a confiança na própria habilidade de refletir, e não em dominar ou subjugar um oponente. Durante o debate não há espaço para ser tímido, medroso ou ressentido. *Tipo: não fala assim comigo que eu não gosto.* Nada disso. A discussão é firme e direta. Há uma intenção clara de

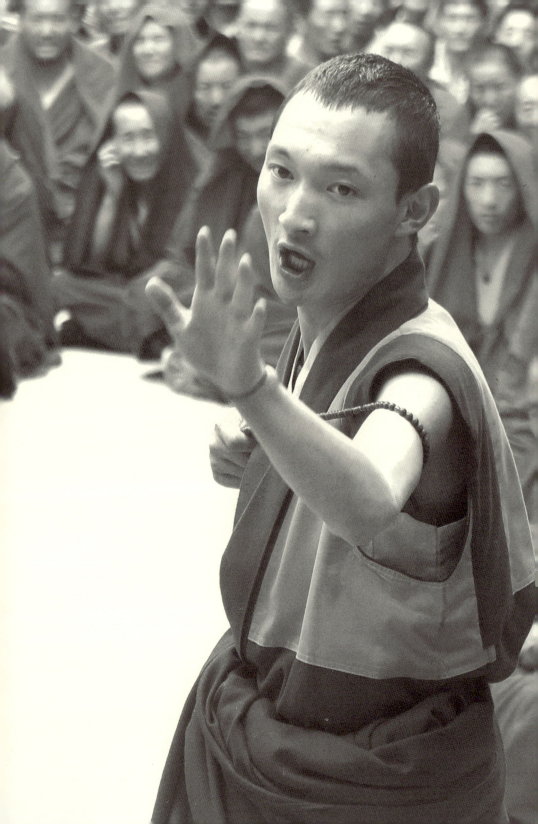

incentivar o outro a arriscar-se tanto a fazer perguntas como a respondê-las. Quanto mais calorosa é a discussão mais divertida ela fica!

É interessante notar também como aqueles que desafiam são livres para deixar seu corpo participar da discussão – eles se agitam, andam para a frente e para trás, empurram-se mutuamente para ter a chance de fazer a sua pergunta. Enquanto os que são desafiados são capazes de permanecer sentados, calmos e controlados. Em ambos os casos, corpo e emoções participam inteiramente da discussão de caráter intelectual. Creio ser essa uma das razões que fazem com que se mantenham coerentes diante de tal intensidade questionadora e gerem prazer naqueles que os assistem. Há um entusiasmo envolvente e um declarado bem-estar coletivo.

É fato conhecido da psicologia que desde cedo aprendemos a imitar as reações corporais muito antes de sermos capazes de refletir sobre elas. Isto é, desde recém-nascidos imitamos as reações corporais de nossos pais de medo, agressividade, alegria, espontaneidade, timidez ou retração. O que nosso corpo aprender serve de base para nossos estados mentais. Por isso, mesmo sem entendermos uma palavra do que estava sendo dito durante o debate filosófico, pudemos aprender a ser livres para dialogar com um pouco mais de compaixão e sabedoria. Basta estar ali em ressonância com os monges que debatem.

Monge debatendo, Monastério de Chong Gu, Parque de Yading, Sichuan, Tibete, agosto, 2017.

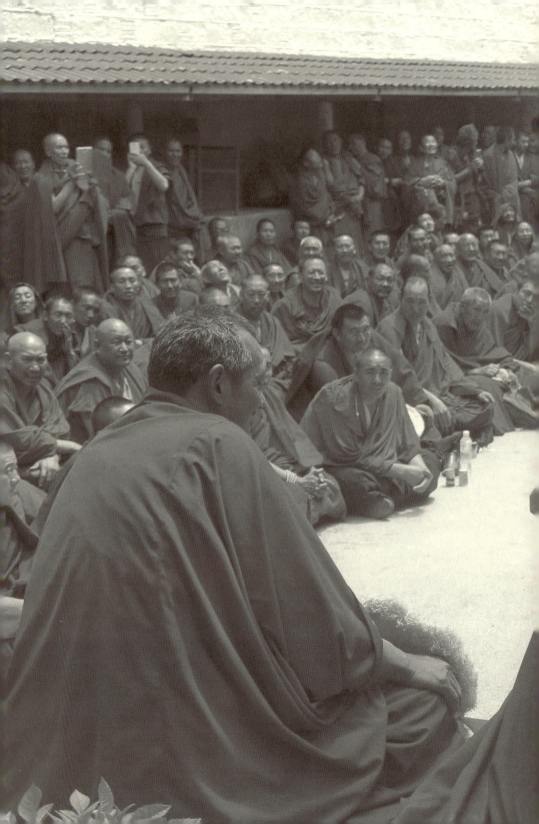

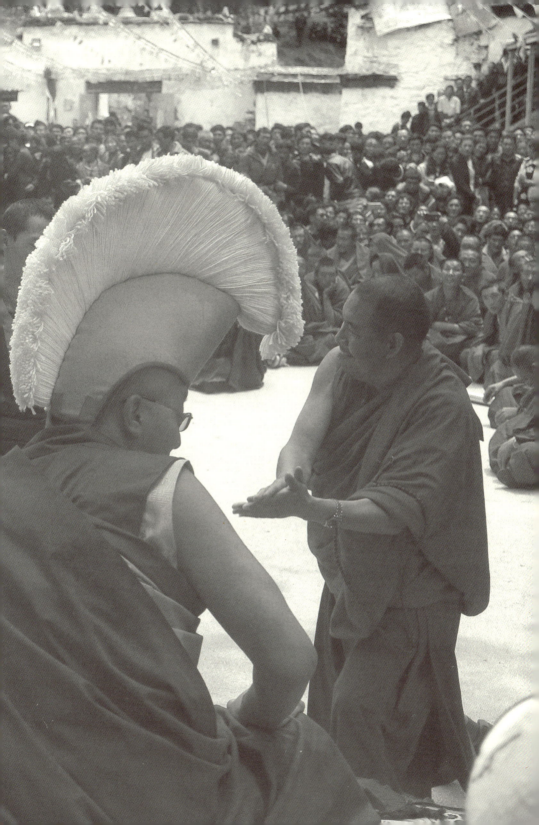

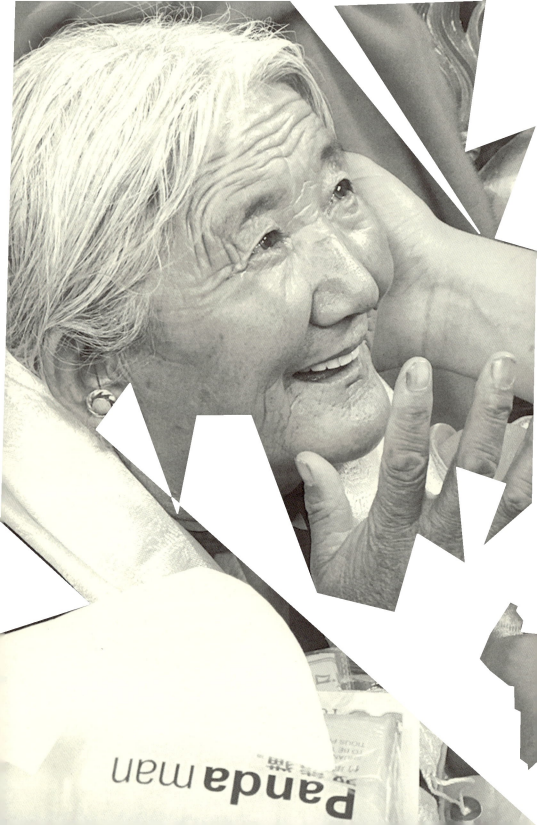

Capítulo 21

Monastério de Chong Gu, Tibete
24 de julho de 2017
Confiar em ser bem tratado

A história desse monastério tem por volta de 800 anos. Por ser considerado um lugar sagrado pelos tibetanos, eles costumam visitá-lo em suas peregrinações. Já havíamos conhecido o lugar em 2010. Nessa época, havia um templo menor. Foi um grande impacto notar o crescimento e a preservação do budismo tibetano nos tempos atuais.

Há um momento durante as cerimônias em que todos podem ir até o trono onde estão os Lamas para receber as suas bênçãos. Eles tocam com a mão o topo da cabeça das pessoas. Em alguns casos, assopram a testa ou a parte do corpo que estiver doente.

Estou ao lado do trono de um Lama que abençoa uma fila enorme de tibetanos. Fotografo o instante de alegria de uma senhora tibetana ao receber o sopro de um Lama. Seu sorriso e olhar revelam que ela tem consciência da importância desse momento. Sabe-se lá de quão longe ela veio. Os tibetanos viajam semanas para participar de uma única cerimônia, como a desse dia em que recebem esse gesto de bênção. Percebo que ela confia no que recebe, por isso está completamente feliz.

| Monastério de Chong Gu, Tibete, 24 de julho de 2017.

Quem já fez uma viagem antes numa peregrinação pelo Tibete com Lama Gangchen Rinpoche sabe que nada está programado de modo fixo. Tudo pode mudar conforme as condições surgirem, seja para ficar mais ou menos tempo num determinado local. Isso significa que mesmo quando estávamos nos preparando para sair tivemos que nos arrumar para ficar. Ter flexibilidade de ir ou ficar é como estar num barco ancorado que se move conforme o balanço das águas. Ancoramos nossa concentração onde estamos, mas não nos deixamos paralisar pela ideia de um lugar fixo e estável. Nos momentos em que parece estar certo onde e por quanto tempo vamos ficar, aproveitamos para não perder energia preocupados com o que vem a seguir.

Certa vez Lama Michel comentou que precisamos primeiro desenvolver a flexibilidade do corpo para depois desenvolver a flexibilidade da mente. "A flexibilidade do corpo é a nossa capacidade de adaptá-lo à posição sentada da meditação. Ela surge quando não temos mais a necessidade de ficar nos movendo. Há um prazer físico em meditar quando atingimos essa flexibilidade. A flexibilidade da mente surge quando notamos que podemos nos sentir confortáveis com cada vez menos pensamentos voltando nossa atenção para a respiração."

Nesse contexto, a flexibilidade se desenvolve com a nossa habilidade de nos adaptarmos a uma situação com prazer. Entendi que o mesmo poderia ser feito durante toda a viagem. Aceitar o que nos é oferecido sem precisar ajustar, corrigir ou desconfiar. Afinal, tudo estava sendo feito para nos oferecer o que havia de melhor. Por isso, essa foi uma viagem que me estimulou mais a sentir do que conhecer. Sentir a confiança em ser bem cuidada.

O budismo nos incentiva a cultivar um estado de abertura e confiança de que o que precisamos saber certamente virá ao nosso encontro. Uma vez que compreendemos isso, não precisamos mais temer o erro ou nos forçar a ser o que não somos. Dessa forma, me propus a perguntar algo somente quando era imprescindível saber. Num grupo de 70 pessoas, de mais de dez nacionalidades, a informação sobre uma necessidade comum logo chega a todos. Não é preciso se antecipar. Mas a nossa mente está tão acostumada a indagar que pergunta por impulso – onde, como, quem, com quem, até quando...?

O medo de não ter um lugar certo para dormir ou algo familiar para comer pode se tornar mesmo um sofrimento. Medos cotidianos que crescem diante do desconhecido. Mas temos que admitir que numa viagem espiritual tudo isso importa muito pouco. Nosso desafio é manter clareza na motivação de por que estamos lá, onde estamos e com quem estamos, em vez de gastarmos energia com palavras e pensamentos já conhecidos.

Digo isso também de forma literal, pois devido à altitude de 4.500 metros, temos menos ar. Precisamos poupar energia o tempo todo. Falar muito e mover-se apressadamente logo causa dor de cabeça e enjoo. Gasta-se muita energia com a mente acelerada. O melhor mesmo é manter um certo estado de concentração. Assim como Lama Gangchen Rinpoche diz que faz quando lhe pedem para ele rezar para alguém que não está bem: "Não é suficiente só dizer o mantra, é preciso trabalhar profundamente".

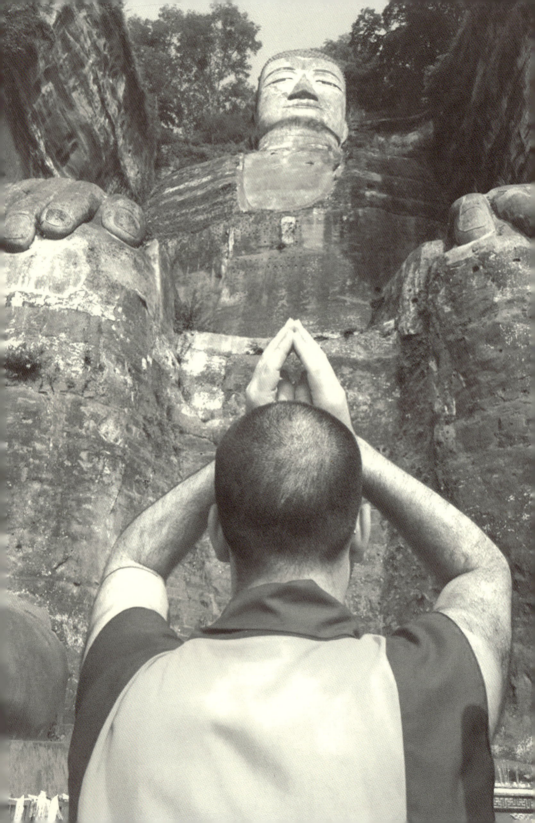

Capítulo 22

Parque de Leshan, a uma hora de Chendu,
sul da província de Sichuan, China
26 de julho de 2017
Buddha da Medicina

Durante essa viagem, visitamos muitos lugares considerados sagrados, lugares especiais para recebermos bênçãos de cura.

Lama Michel esclarece que por sagrado entende-se "o que transcende o sofrimento e suas causas. Também é sagrado o caminho que nos leva a essa transcendência, que pode ser ou não uma religião, mas cujo objetivo é superar o sofrimento. O sagrado nos aproxima do estado de libertação do sofrimento, é o que nos conduz a um estado de felicidade e bem-estar próprio do desenvolvimento espiritual. Chamamos de 'sagrado último' a própria libertação do sofrimento. Lugares sagrados são lugares que foram abençoados por seres sagrados, que por sua vez mantêm uma certa energia e têm uma capacidade de transformação para os seres que vão a esses lugares. Através da energia sutil presente nos pensamentos, palavras e lugares, é possível um ser abençoar outro ser, um ser abençoar um lugar, assim como um lugar abençoar um ser. Nos ensinamentos está dito que quando não temos resultados com nossas preces, meditação e estudos, o melhor é fazer uma peregrinação", explica Lama Michel.

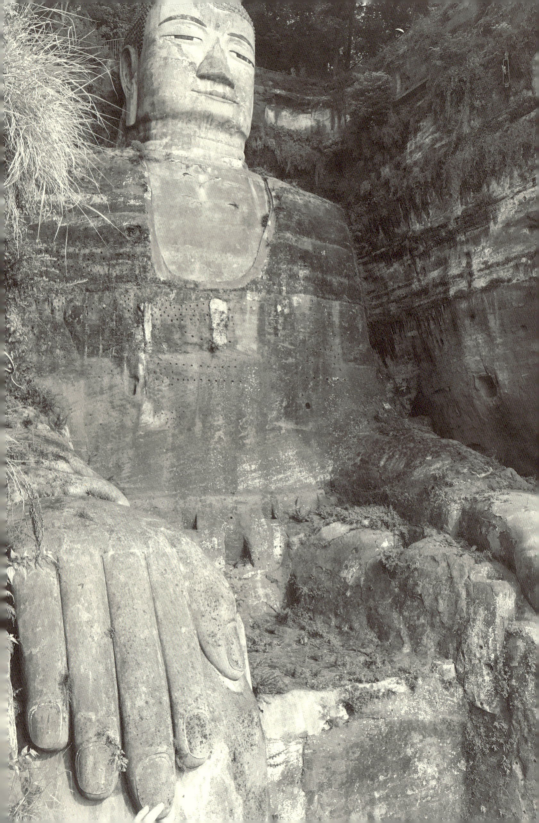

Quando sentamos para meditar nesses locais, notei o quanto a minha mente tornou-se mais maleável e receptiva. É como chegar a um lugar do qual não queremos mais ir embora de tão bom que é estar lá. Frente a tal sensação de bem-estar, todo o nosso ser reconhece que foi tocado por uma agradável energia sutil.

Lama Michel ressalta ainda que lugares sagrados são vistos como ambientes que têm as condições sutis favoráveis para nossa mente desenvolver aspectos que estavam escondidos. "As bênçãos dão um empurrão para nossa mente positiva vir à tona. Por isso, pedimos as bênçãos como uma chuva que amadurece só as sementes boas."

No Parque de Leshan, visitamos o espaço onde está a maior estátua esculpida em pedra do Buddha Maitreya – o Buddha do Amor –, com 71 metros de altura e 28 metros de largura na altura dos ombros. Tornou-se Patrimônio Mundial da Organização das Nações Unidas para a Educação, a Ciência e a Cultura (Unesco), em 1996. Ela foi construída na dinastia Tang (618-907) por inspiração de um monge budista chamado Hai Tong, com o intuito de acalmar as turbulentas águas dos rios Dadu Hé e Min Hé, que dificultavam a navegação dos barcos que enfrentavam sua travessia.

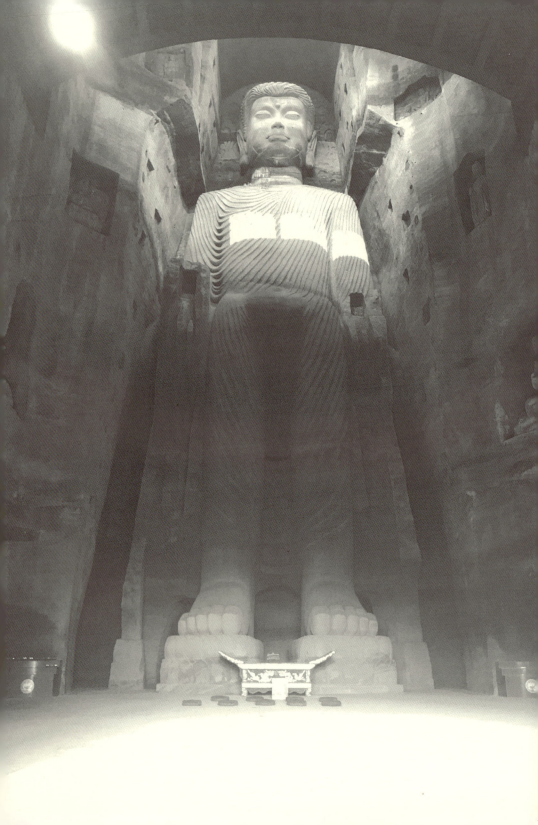

Nesse parque existem muitas grutas com outras estátuas enormes de Buddha. Numa placa, leio que elas foram as primeiras estátuas de Buddhas da China. Paramos para meditar na frente da estátua do Buddha da Medicina (foto ao lado). Não sei exatamente a sua altura, mas provavelmente mais de 50 metros. Pela foto ao lado pode-se imaginar o seu tamanho comparando a estátua com as almofadas de meditação que se encontram no chão, à sua frente. Por um momento, ficamos em silêncio, aproveitando para descansar e nos refrescar do calor de quase 40 graus que fazia do lado de fora da gruta. Éramos um grupo de 35 pessoas. Percebi que cada um a seu modo alegrava-se por aquele momento. Em seguida, Lama Michel dirigiu a meditação de Autocura NgalSo,[59] uma prática espiritual que envolve visualizar Buddhas com seus gestos (mudras) e mantras. Ao terminar, senti o frescor também na minha mente.

Nas visualizações de cura budistas, nos treinamos a reconhecer que nossa mente e corpo podem ser *totalmente* purificados. Porém, na cultura São Tomé – de ver para crer –, temos dificuldade de nos propor a pensar em algo que parece estar longe de ser concretizado. O pensamento "se não é verdade, de que adianta pensar?" contaminou minha mente durante muito tempo, mesmo sabendo que nos métodos de cura das visualizações budistas essa realidade nua e crua não é relevante.

---

[59] A prática Autocura Tântrica NgalSo foi elaborada por Lama Gangchen Rinpoche em 1994. Ela pode ser compreendida por meio do significado de suas duas sílabas da palavra *NgalSo*. Em tibetano, *Ngal* significa todos os problemas, o cansaço, a fraqueza e as doenças de nosso corpo e mente, e toda a poluição, o sofrimento e a desarmonia nos mundos externo e interno. So significa a solução, a recuperação, purificação e cura do nosso corpo e mente e dos ambientes externo e interno. Portanto, ela visa a uma redução do estresse e do sofrimento do nosso corpo, palavra e mente, nos níveis grosseiro, sutil e muito sutil.

Levei muito tempo para acreditar na eficácia dessas meditações porque dizia para mim mesma que elas eram só um jogo da mente. Mas quando Lama Michel me convenceu que temos que criar iniciativas artificiais para iniciar uma mudança, reconheci que estava tão presa a um pensamento lógico que nem me dava a chance de me pensar curada. E, enquanto pensava assim, me sentia tensa. Ok, podemos estar doentes e ainda assim nos conectar com o fato de estar curados.

Não importa se esse é um pensamento racional. O que importa é o fato de ele ser um estado de abertura para a cura. Meditar é treinar a mente a se familiarizar com estados positivos, e o corpo agradece sendo banhado por tão alta vibração. Não se trata de ter um pensamento capaz de transformar a realidade magicamente, mas sim de treinar a mente a identificar-se com esse estado de cura.

Lama Gangchen Rinpoche sempre diz que, ao visitar um lugar sagrado, devemos deixar por lá nossas doenças, dúvidas e problemas. "Assim, quando vocês entrarem no avião de volta para casa, tudo isso ficará para trás." Essa é uma forma vivencial de uma meditação budista de cura. *Deixei* diante da enorme estátua do Buddha da Medicina todas as preocupações com o que estava por vir com meu tratamento.

No final, dediquei um tempo para pensar em todas as pessoas que também sofriam de câncer naquele momento. Algumas muito queridas vieram em minha mente. Dediquei a elas toda a energia positiva acumulada por meio da minha motivação e concentração. Não precisamos conhecer nem estar perto das pessoas para dedicar energia a elas. De forma semelhante, saber que aqueles que amamos estão pensando em nós em momentos mais delicados, como o da cirurgia, fez muita diferença em minha capacidade de confiar que tudo iria ocorrer da melhor forma.

Lama Zopa nos lembra que podemos fazer meditações de cura para pessoas que não podem fazer por si mesmas – crianças e idosos, por exemplo, que muitas vezes não conseguem concentrar-se ou acham difícil entender ou aceitar a visualização e a recitação de mantras. "Para curar os outros, devemos usar a prática de uma divindade com quem tenhamos forte conexão *kármica*, porque nosso relacionamento íntimo com a divindade ocasiona sucesso mais rápido. Mas o poder de cura provém mais de nossa fé do que da clara visualização da divindade ou de recitar o mantra corretamente. O ponto mais importante é sentir que a divindade de cura possui uma mente onisciente, compaixão infinita por você e por todos os outros seres vivos, e tem o poder perfeito para guiá-lo. Essa é a essência da prática. Visualizar o aspecto corretamente não faz muita diferença, mas você não deve perder a essência da prática. Gerar uma forte fé acreditando que você foi completamente purificado de sua doença e das causas dela é extremamente importante porque essa mente de fé é a verdadeira mente de cura."[60]

---

60 RINPOCHE, Lama Zopa. *Cura definitiva – o poder da compaixão*. São Paulo: Gaia, 2009, p. 129.

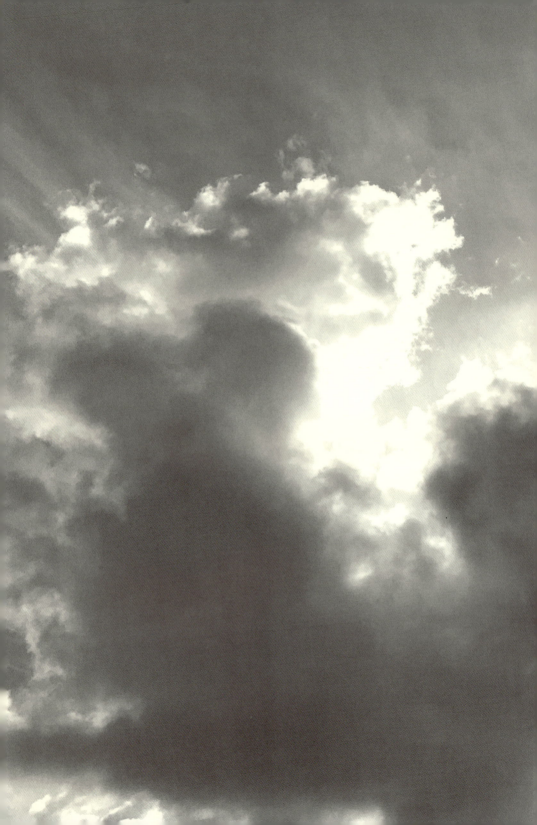

Meditação com visualização de cura

Inspire e expire lentamente algumas vezes.
Aos poucos, vá explorando as diferentes partes do
seu corpo até identificar onde ele está menos tenso
ou até mesmo calmo, seguro e confortável.

Leve a atenção a essa sensação por alguns instantes.
Ao expirar, visualize todas as doenças,
presentes ou futuras,
e todas as causas dos pensamentos negativos,
medos e dúvidas saindo pelas narinas na forma de fumaça
negra que se dissolve no espaço
até desaparecer completamente.
Dedique agora algum tempo para reconhecer
que está totalmente curado, física e mentalmente.

Ao inspirar, visualize uma luz radiante vindo em sua direção a partir de uma divindade, um local sagrado, algo que represente uma fonte de força altamente curativa para você.

À medida que visualiza seu corpo
tornando-se da mesma natureza de luz radiante,
pense fortemente que a sua doença
foi totalmente purificada.

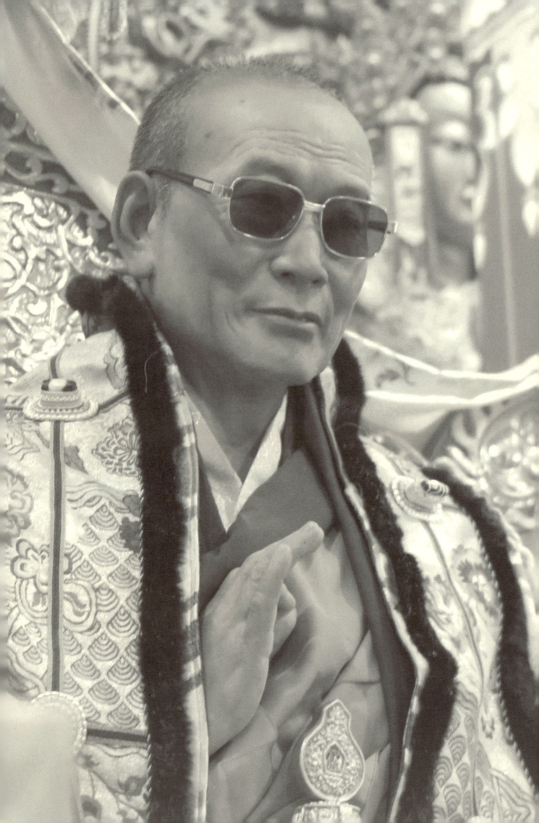

Capítulo 23

Monastério de Denma Gonsar, Tibete
27 de julho de 2017

Passamos cinco noites no Monastério de Denma Gonsar Rinpoche, a 4.800 metros de altitude, na região de Kham, no Tibete. Denma Gonsar foi um dos dez mestres mais importantes da tradição gelugpa do budismo tibetano. A história dele revela uma trajetória constante de fé e superação diante das adversidades.

Ele nasceu em 1930, na cidade de Lhokha, no Tibete. Quando completou 3 anos, o 13º Dalai Lama o reconheceu como um *tulku* (a reencarnação de um Lama). Aos 10, já havia completado a memorização de milhares de páginas de todas as preces e práticas utilizadas em seu monastério. Com 20 anos, recebeu o título de *Gueshe Lharampa*, doutor em filosofia budista, o que é admirável em tão tenra idade. Foi preso durante a ocupação chinesa, aos 29 anos. Libertado em 1961, assumiu o cargo de vice-representante de comunidades de diferentes áreas do interior do Tibete.[61] Antes de falecer, em 2005, deu instruções aos seus alunos para irem em busca de sua próxima reencarnação.

---

61 Em 1980, Denma Gonsar Rinpoche foi escolhido para ser vice-presidente da comunidade tibetana Yushu. Depois de eleito, foi o representante da província de Qinghai por quatro períodos consecutivos. Foi também o representante do congresso chinês no oitavo mandato, vice-presidente da Associação Budista Qinghai e vice-presidente da Associação Budista do Condado de Yushu e da comissão do Departamento de Estudos Budistas da China.

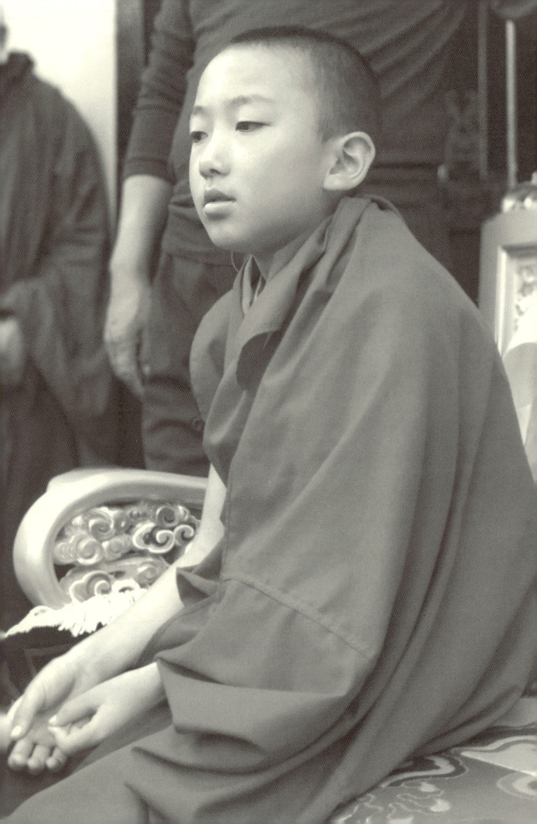

Assim, o 20º Denma Gonsar Rinpoche foi encontrado, aos 6 anos, em uma família na cidade de Chatreng, onde se encontra o Monastério de Trijang Rinpoche, do principal mestre de sua vida anterior.

Segundo o budismo tibetano, a reencarnação ocorre para todos os seres vivos. No entanto, apenas os Tulkus (Rinpoches, ou seja, os Lamas) são capazes de escolher, antes de falecer, onde e como irão renascer. Essa tradição milenar é viva ainda hoje entre os Lamas tibetanos para manter a linhagem de seus mestres. "Um *tulku* é uma criança aparentemente normal, mas que possui uma inacreditável riqueza interior. [...] Se essa extraordinária energia interior de sabedoria, compaixão e poder puder manifestar-se e for corretamente canalizada, essa criança poderá realizar no futuro o compromisso assumido em vidas passadas", diz Lama Gangchen Rinpoche, em *NgelSo – Autocura Tântrica III*.[62]

Trata-se de uma grande honra para os pais terem um filho reconhecido como a reencarnação de um importante Lama. Todos os membros da família são beneficiados com esse novo *status*. Nesse sentido, entregar um filho para os cuidados de um monastério não é um sacrifício. Os pais têm livre acesso ao contato com a criança. Mas o próprio Lama Denma Gonsar, aos seis anos, pediu aos pais que retornassem para casa, pois ele queria se concentrar nos seus estudos.

Enquanto estávamos no monastério, percebi a prova de confiança e respeito dos monges por Lama Gangchen Rinpoche. Eles abriram uma exceção que só é dedicada aos discípulos: permitir mulheres dormindo no local.

---

62 RINPOCHE, Lama Gangchen. *NgelSo – Autocura Tântrica III*. São Paulo: Gaia, 2003, p. 99.

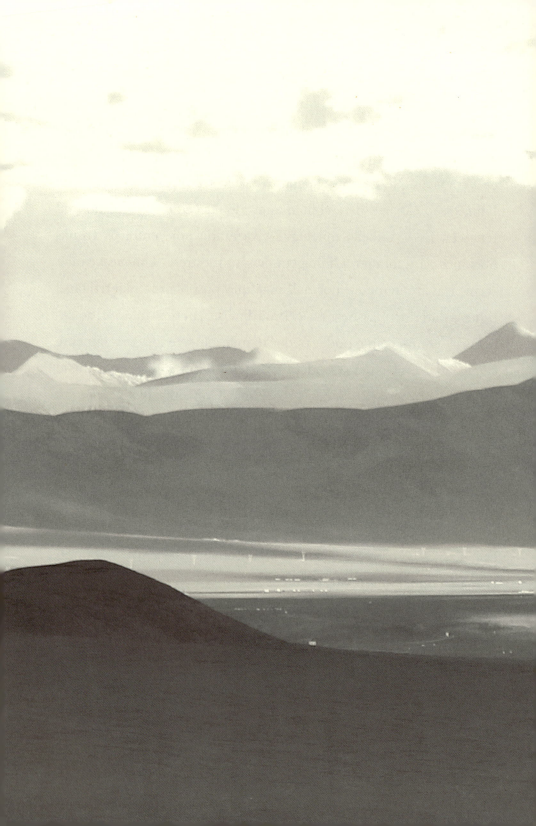

O monastério vem crescendo nos últimos anos. Hoje conta com 500 monges e 300 crianças. Novos templos estão sendo construídos. Há um clima de confiança e prosperidade. Ele se encontra distante de qualquer vila ou centro urbano maior.

> As montanhas são altas e distantes
> A água é potável
> O calor do sol é forte
> O céu é muito azul
> O ar é limpo
> O espaço é vasto

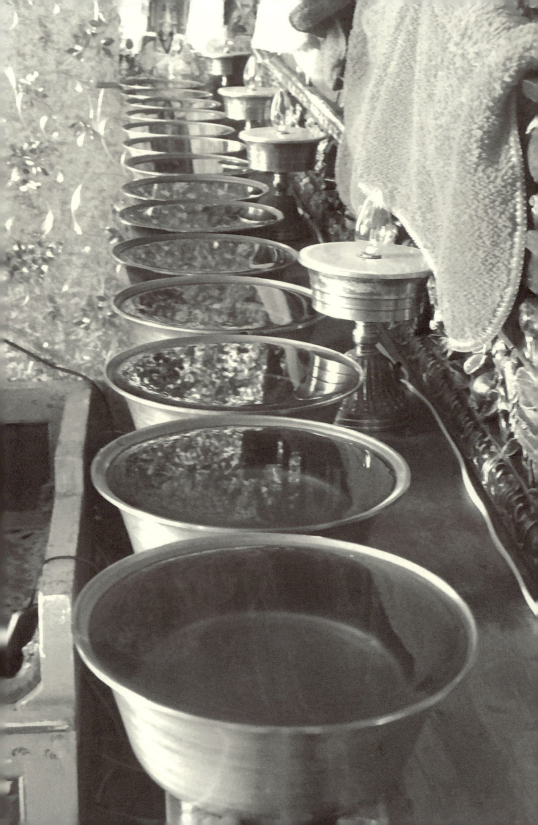

Às 7 horas da manhã, o silêncio é rompido pelo canto das rezas e pelo som dos tambores e pratos dos monges. À noite podemos escutar as crianças memorizando os textos em alta voz.

Os pujas – meditações em forma de reza recitada – são intensos: o timbre da voz masculina, entonada com tons graves e firmes, é acompanhado pelo ritmo bem definido dos tambores, pratos e oboés. A intensidade do ritmo repetitivo de uma só batida é semelhante a passos bem marcados numa longa caminhada. Tenho a clara sensação da certeza de um direcionamento seguro. As rezas são longas. Com a constância, surge a suavidade.

Lama Michel, Fernanda, Pete e eu dormimos no quarto principal do monastério, que era de Denma Gonsar. Ao lado da cama dele está sua fotografia. Na mesa à frente, seus livros e objetos pessoais usados durante as meditações. Não há palavras que possam definir a preciosidade de estar lá. Coisas que a gente reconhece em silêncio e se alegra por dentro.

Todas as manhãs, antes mesmo de os pujas começarem, um monge entrava no nosso quarto para trocar a água dos oito potes de oferenda do altar. Rezando em voz baixa, com um pano para cobrir sua boca, ele troca a água por uma nova, coada em coador de pano. Todos os seus gestos indicavam concentração e respeito. Apesar de eu estar claramente observando-o, ele agia com naturalidade. Quando terminou, eu lhe presenteei com um pacote de sopa instantânea. Ele ficou contente e sentou-se no chão logo abaixo do altar. Estávamos na mesma altura, pois também dormíamos num colchão no chão. Lá ficamos compartilhando nossa presença silenciosa.

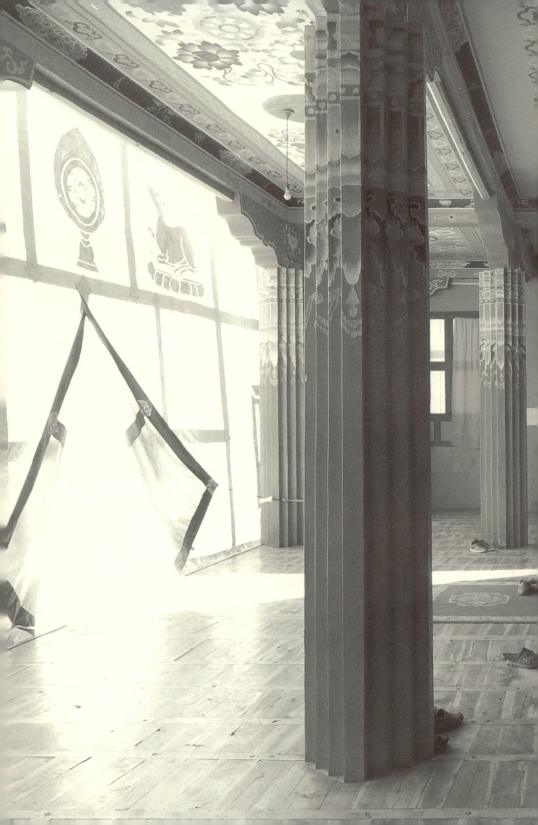

Sentia que estava feliz e muito confortável de estar lá conosco.
Fui tomada por uma sensação particular
de bem-estar e satisfação.
Assim ficávamos um bom tempo como dois velhos amigos
acostumados com o silêncio cotidiano.
Nossa calma foi interrompida
quando seu professor entrou no quarto
com um tom de voz inquisitivo.
Presumi ter perguntado o que ele estava fazendo lá.
Ele fez cara de desentendido e saiu.
Nos dias seguintes, todas as vezes que ia trocar a água,
no final, sentava-se e ficava lá um pouco.
Eu aguardava esse momento com alegria.

Manter a curiosidade diante do desconhecido
e não se fechar frente à beleza
é um desafio possível de ser realizado
quando estamos perto de uma cultura diferente da nossa.

| Monastério de Denma Gonsar, Kham, Tibete, 2017.

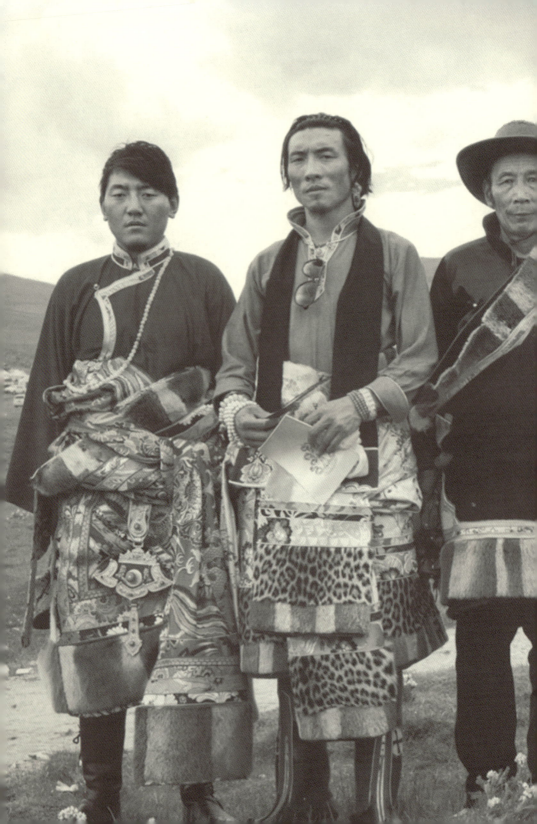

Sinto algo muito particular nos nômades tibetanos que viajam por meses em peregrinação. Eles são camponeses, pastores, artesãos e comerciantes. Quando viajam para receber as bênçãos de um Lama, usam suas melhores roupas. Para eles, receber as bênçãos de um Lama é a maior alegria da vida deles. Viajo para o Tibete há quase 20 anos. Sempre que tenho a oportunidade de estar perto de um tibetano, noto a sua transparência no olhar. Quando eles nos oferecem algo, estão mesmo felizes em oferecer. Em geral, achamos que, porque somos nós os supostos "ricos-estrangeiros" devemos oferecer algo para eles. Mas longe disso. Eles não estão nos pedindo nada, ao contrário, oferecem-nos com naturalidade o seu melhor. Compartilham sua comida como membros de uma mesma família. Uma vez caí no erro de oferecer dinheiro para uma senhora idosa. Ela foi firme em não receber e com um gesto me dizia claramente: "Não é o caso". Basta a nossa presença para eles ficarem satisfeitos. Como somos discípulos do mesmo mestre, a nossa presença é sempre bem-vinda.

Foto de Fernanda Lenz. *A family portrait.*
Denma Gonsar, Kham, Tibete, 30 de agosto de 2014.

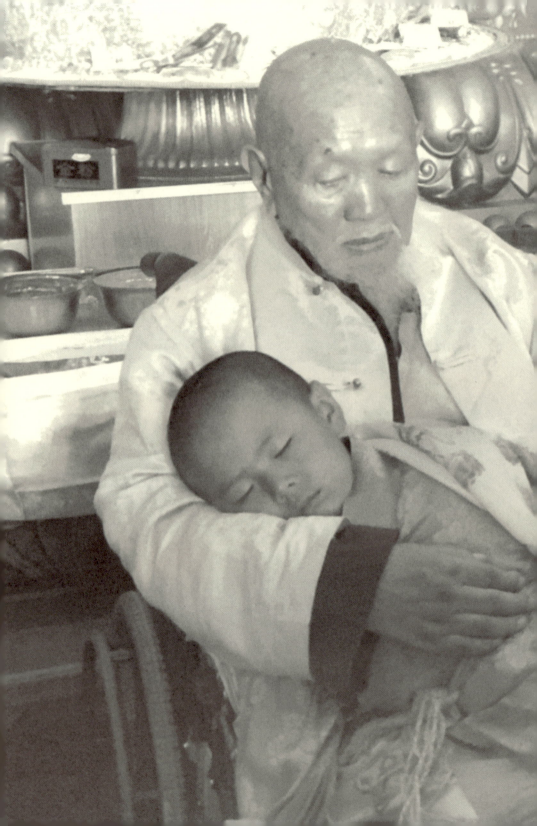

O olhar deles é fluido, sem os filtros de preconceitos e de análise crítica. Nesse sentido, até me arriscaria dizer que suas emoções são menos contaminadas por jogos mentais. A generosidade é generosidade, a alegria é alegria. Há uma alegria particular nessa troca fluida de olhares que nutre nossa necessidade humana de sentir-se próximo e sem medo.

Ver e, ao mesmo tempo, deixar-se ser visto.
Tocar e, ao mesmo tempo, deixar-se ser tocado.
Ouvir e, ao mesmo tempo, dar o espaço para ser escutado.

Lama Gangchen Rinpoche com o monge dormindo nos braços, Monastério em Qinghai, Sichuan, Tibete, julho, 2017.

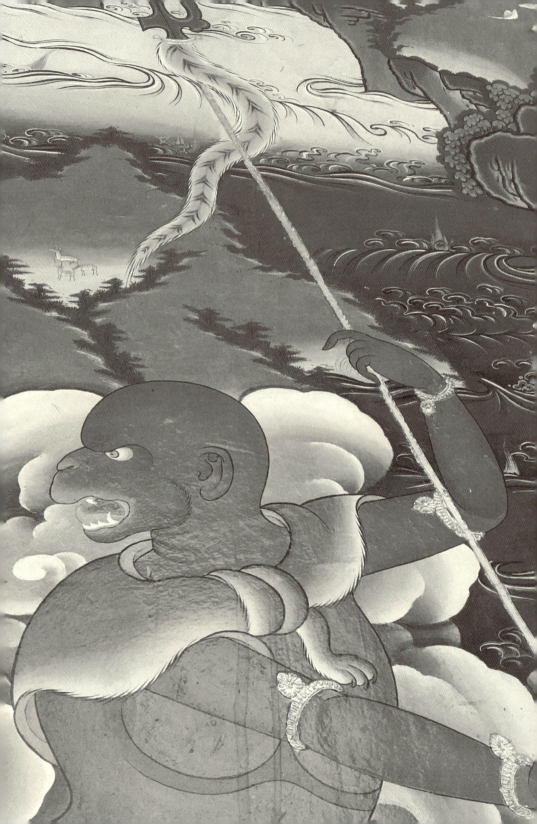

Capítulo 24

Monastério de Denma Gonsar, Tibete
2 de agosto de 2017
Aprender a dizer não
Sonho de cura

Naquele dia, acordei com a sensação de que poderia estar curada. Como se estivesse me descolando da negatividade.

À noite, sonhei que estava numa estrada quando vi um homem-macaco-louco querendo se aproximar. Dizia com firmeza para ele se afastar. Depois, notei que todos do nosso grupo de viagem tinham ido passear e eu havia ficado porque não tinha sapatos nem meia para andar na estrada, que estava cada vez mais lamacenta.

Estava consciente dos meus limites. Sentia frio. Era impossível seguir adiante.

Voltei e fiquei sabendo que o homem-macaco-louco havia destruído tudo onde estava. Fiquei chateada. Mas quando me dizem algo como:

— Você deve se responsabilizar pelos danos que ele causou.

Respondo com firmeza:

— Não.

| Afresco do Monastério de Denma Gonsar, Kham, Tibete, 2017.

Afinal, não fui eu quem o levou para lá. Percebo com clareza que, mesmo considerando o problema como grave, posso escolher me manter distante dele. Algo me mantém consciente das minhas possibilidades reais de cada momento e do livre-arbítrio que tenho para ficar longe da negatividade que não me pertence.

"Olhar a negatividade de frente é bom, mas não toque nela. É como ouvir as notícias ruins de um noticiário e não deixar que elas entrem na sua casa. Você deve fazer o mesmo com a sua mente", me falou uma vez Lama Gangchen Rinpoche quando lhe disse que estava conseguindo encarar uma situação negativa "cara a cara".

Saber dizer não requer a capacidade de saber o que quero ou não, independentemente do meio onde me encontro.

O homem-macaco do sonho me fez lembrar os leões que sustentam a base das stupas dos templos budistas. Eles são muito particulares. Têm olhos esbugalhados, longas orelhas e sorriem mostrando suas presas. Lama Michel me explicou que eles representam "aqueles que superaram os oito medos".[63]

---

[63] Tradicionalmente, cada um dos Oito Grandes Medos Internos é comparado a determinada causa externa que causa medo:
1. Sofrimento do apego é comparado com confrontar uma grande enchente ou imensas ondas do oceano.
2. Sofrimento da raiva é comparado com confrontar um incêndio.
3. Sofrimento da ignorância é comparado com confrontar um elefante furioso.
4. Sofrimento do ciúme é comparado com confrontar serpentes venenosas.
5. Sofrimento do orgulho é comparado com confrontar um leão.
6. Sofrimento da avareza é comparado com estar preso por correntes.
7. Sofrimento de visões errôneas é comparado com confrontar ladrões.
8. Sofrimento da dúvida é comparado com confrontar inimigos.

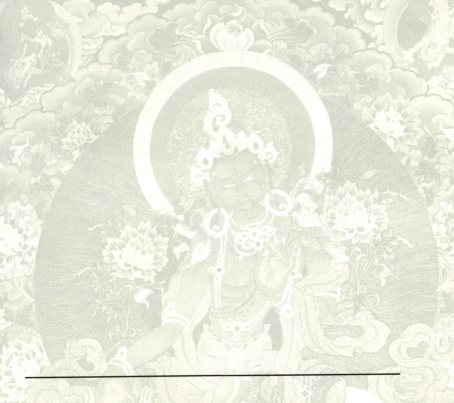

Os "Dezesseis Menores" são:
1. Medo do orgulho.
2. Medo do desejo.
3. Medo da raiva.
4. Medo da inveja.
5. Medo dos raios e relâmpagos.
6. Medo de armas e do que é afiado e perfurante.
7. Medo dos tiranos e das prisões.
8. Medo dos inimigos, dos bandidos e ladrões.
9. Medo dos fantasmas.
10. Medo da ira dos elefantes.
11. Medo das feras e dos leões.
12. Medo do veneno das cobras.
13. Medo de doenças contagiosas.
14. Medo da morte prematura.
15. Medo da pobreza e da escassez.
16. Medo de perder os prazeres sensoriais.

Tara Verde, Monastério de Chong Gu,
Parque de Yading, Sichuan, Tibete, agosto, 2017.

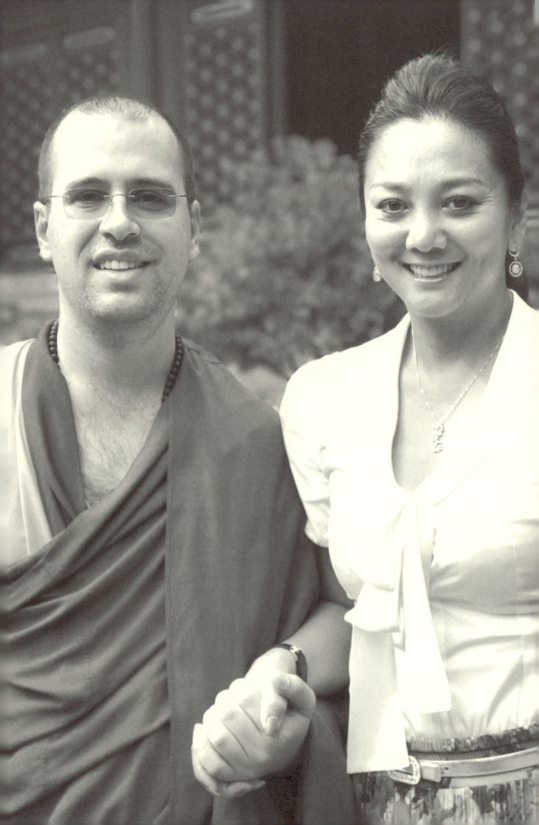

Capítulo 25

Pequim
5 de agosto de 2017
Operar na China? Ops. Eu topo.

Quando terminamos nossa viagem e chegamos a Pequim, a três dias de retornar ao Brasil, para enfim fazer a cirurgia, Lama Michel me disse:

— Mãe, preciso falar com você. Ontem fui jantar com a Shirley. Acabei comentando com ela sobre seu câncer. Ela disse que se quiser vai te ajudar a operar com o melhor médico de tiroide da China.

Operar na China? Ops. Eu topo.

Não titubeei nem por um segundo. As decisões mais acertadas da minha vida foram tomadas assim. Quando a coerência entre o que pensamos, dizemos e fazemos está presente, basta concordar com os fatos.

As intenções com que fazemos nossas escolhas são as sementes de nosso presente-futuro. Se plantamos sementes boas, iremos colher bons frutos. Naquele momento, não tinha dúvida de que as sementes eram de excelente qualidade.

Cruzo com o Lama Gangchen Rinpoche rapidamente no saguão do hotel e comento com ele a novidade recente: "Rinpoche, a Shirley ofereceu ajuda para eu operar aqui em Pequim". Seu olhar de surpresa e aprovação foi imediato:

| Lama Michel com Shirley, Templo de Fayan, Pequim, China, agosto, 2017.

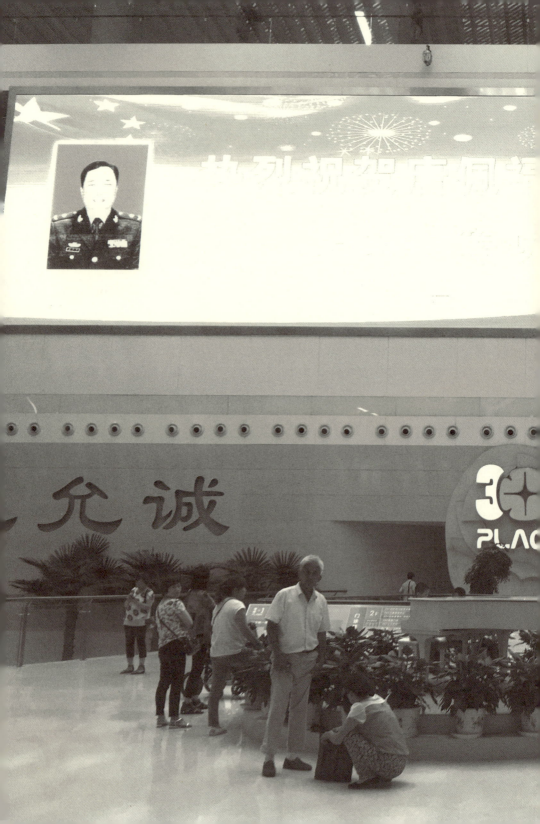

— Aqui é o melhor. Faça isso.

Conhecia Shirley só de vista. Sabia que ela era uma discípula do Rinpoche e do Lama Michel, na China, extremamente generosa. Além de linda e formosa. Elegante e reservada. Ao mesmo tempo, forte e sensível. No dia anterior, quando levei a Fê para se despedir do Rinpoche, eu a tinha visto se emocionar enquanto conversava com Rinpoche, e seus olhos encheram-se de lágrimas.

A dança dos fenômenos entre relacionamentos de boa vontade havia apenas começado. Tive a oportunidade de agradecê-la na noite em que ela ofereceu um jantar a todo o grupo. Dei-lhe um abraço e disse que estava tocada e agradecida pelo seu gesto de querer me ajudar.

Esse foi o primeiro longo abraço de uma amizade sincera. Enquanto nos abraçávamos, ela me disse, em chinês, com Jasmine, sua tradutora, traduzindo simultaneamente: "Eu também estou muito feliz por você ter aceitado, pois também sou mãe e mulher e sei o que está passando". Nos despedimos emocionadas. Havíamos conversado por meio de nossas intenções.

Com a decisão tomada, o segundo passo era aguardar para checar se as condições externas estavam amadurecidas. Assim como Lama Gangchen Rinpoche costuma dizer: "Quando causas e condições estão maduras, o efeito é inevitável".

Na quarta-feira cedo, no dia em que estávamos marcados para retornar à noite para o Brasil, tive a primeira consulta com o Dr. Tian Wen – médico-chefe, professor e tutor de candidatos-mestres – no Departamento de Cirurgia Geral do Hospital Geral do Exército de Libertação do Povo.

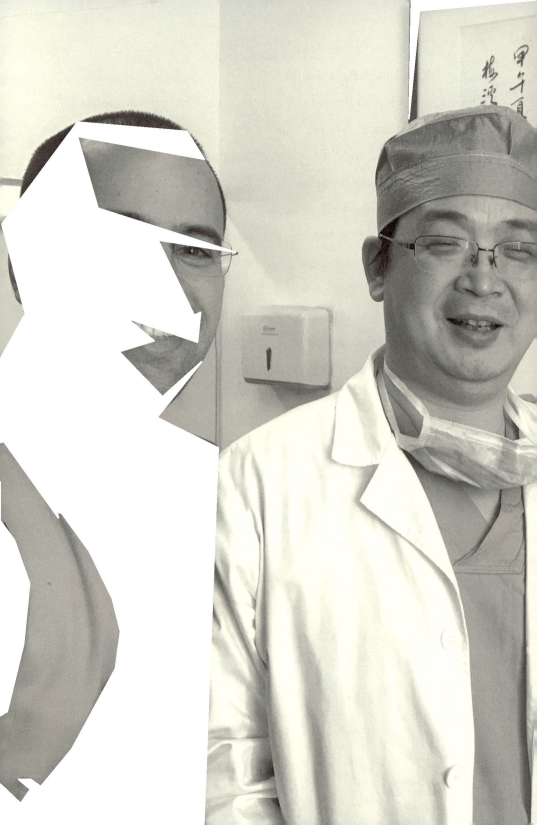

O Dr. Tian me contou que faz cerca de 800 cirurgias por ano para a retirada da tiroide. Ele confirmou que houve um aumento significativo no número de casos de câncer de tiroide na China na última década, especialmente entre mulheres jovens e de meia-idade. Pesquisando sobre o assunto, encontrei um artigo no qual um veterano oncologista de câncer de tiroide diz que, na China, a cada ano, seu hospital executa mais de 1.100 cirurgias de tiroide. Em 1986, realizavam-se apenas dez. Os motivos desse crescimento não são claros, mas todos consideram que fatores como aumento da exposição à radiação, da carga de trabalho, pressão mental e estilos de vida irregulares podem estar associados.

O Dr. Tian me surpreendeu com a informação de que talvez não precisasse tirar a tiroide toda. Fui tomada por uma nova expectativa de tratamento. Concordei em refazer todos os exames, inclusive o da punção, afinal, sabia que, mesmo se doesse, dessa vez teria a mão do Lama Michel para apertar. Mal podia acreditar que iria passar mais algumas semanas com ele. O câncer parecia uma boa desculpa para ficarmos juntos um mês. Isso não ocorria há 23 anos, desde quando ele tinha 12 anos e havia ido para o monastério.

Lama Michel, Pete e Rocio cancelaram seus voos de volta. Filho, marido e uma grande amiga. O que mais poderia querer? Estava mesmo entusiasmada com essa oportunidade de cura. Shirley nos ofereceu uma casa para ficarmos num bairro calmo de Pequim. Tudo muito lindo e muito bem cuidado.

As condições externas pareciam mesmo estar maduras.

解放军总院第一附属医院

请常远锐到09诊室就诊
请 4号常远锐到09号诊室
请于露露到09诊室就诊
请 3号于露露到09号诊室
请IsabelVillares到09诊室就诊

温馨提示：
　　就诊请出示医保卡,遵守实名就医规定

Capítulo 26

13 de agosto de 2017
Punção com anestesia

Chegou o dia de repetir o exame da punção por aspiração com agulha fina (PAAF). Fiz no Hospital 301,[64] em Pequim. Estava apreensiva, pois lembrava bem da dor que tinha sentido no exame realizado no Brasil.

Entramos no elevador lotado de gente. Fomos para o quinto andar. No fundo do elevador, espremido em um canto, estava um senhor que, ao ver Lama Michel, começa a entonar em voz baixa o mantra de Amitabha – "Namo Amitabha, Namo Amitabha, Namo Amitabha"[65] –, uma melodia suave, bem conhecida pelos budistas na China.

---

[64] O Hospital 301, ou o Hospital Geral do Exército de Libertação do Povo, em Pequim, na China, é um hospital militar subsidiado pelo Departamento de Apoio Logístico da Comissão Militar Central. É o maior hospital geral sob os cuidados do Exército Popular de Libertação (PLA). Sua missão inclui garantir a saúde do PLA e dos líderes da China. Abriga também a Escola de Medicina de Pós-Graduação PLA.

[65] Todas as divindades utilizadas nas meditações tântricas podem ser agrupadas nas cinco famílias dos Cinco Supremos Curadores: Vairochana, Amitabha, Akshobya, Ratnasambhava e Amoghasiddhi. Existem cinco famílias porque todos os nossos problemas físicos e mentais são consequências do mau funcionamento de nossos cinco principais centros de energia (chakras), que se localizam no topo de nossa cabeça, na garganta, na região do coração, do umbigo e na região sexual. Amitabha significa "luz infinita". Seu símbolo é a flor de lótus, que representa o renascimento e o crescimento espiritual. Estando no Oeste, Amitabha é associado ao pôr do sol (o desaparecimento da luz). Isso não se refere, porém, à experiência de um estado de escuridão interior. Ao contrário, nossa luz interior aumenta à medida que temos a experiência da natureza de nossa própria consciência.

O Hospital 301, ou o Hospital Geral do Exército de Libertação do Povo, em Pequim, na China.

Todos permaneceram em silêncio, mas não demonstraram estar surpresos. Ao contrário, parecia algo natural escutar aquele senhor cantando. Depois de um sorriso e troca de olhares cúmplices com ele, começo também a entonar o mantra olhando para baixo. Enquanto o elevador para em alguns andares, mais pessoas entram e outras saem. Continuamos cantando. Ao sair, ele se despede de nós e para Lama Michel faz o gesto das mãos unidas em prece.

Na sala de espera, havia um quadro grande com todas as instruções sobre a punção e os cuidados que teria de ter nos três dias subsequentes. Apelidamos a punção de *"the thing"* – a coisa. Jasmine pôde entrar comigo com a desculpa de que teria que traduzir. Lama Michel ficou de acompanhante. Recebi uma camisola e depois fomos para a fila. Sentados lado a lado, aguardei a minha vez. Outras quatro mulheres estavam aguardando também.

Na sala à frente, com uma cortina como divisória, pudemos acompanhar o movimento de entrada e saída de quem ia fazer e tinha feito a punção.

Ao entrar, o médico me explicou que primeiro iria anestesiar o local e depois colocar a agulha para puncionar.

Cobriram a minha cabeça com um tecido protetor, deixando o vão da garganta em aberto. Lama Michel segurava minha mão. Senti a diferença de temperatura. A minha estava fria de nervoso, e a dele, quente de amor. Lama Michel me reportava cada passo do que estava ocorrendo. Tudo tão diferente da experiência dolorida e invasiva da punção feita no Brasil. Apreensiva com o que estava por vir, fechei os olhos para me concentrar, e a voz calma do canto de Amitabha ressurgiu na minha mente como uma canção de ninar.

De repente, escutei:

— Agora.

Na hora da punção, ouvi e senti algo como um pequeno *"tack"*. Parecia uma pequena cirurgia. Doeu, mas nem um décimo do que passei no Brasil. A quantidade de amostra colida foi insuficiente. Teriam que fazer um novo *"tack"*. Ok, sem problemas. Estava pronta. O tempo todo o mantra permeou a minha mente, mais uma vez: *"tack"*. Mais uma vez aperto forte a mão de Lama Michel. Pronto, acabou. Ufa. Estava tudo bem e nem tinha doído tanto!

Ao sair, com minhas mãos pressionando o local puncionado, troquei um olhar cúmplice com a próxima chinesa que iria entrar: "Força, que é tranquilo".

Seguimos a instrução de permanecer lá ainda por meia hora. Todos em silêncio, iam chegando novos pacientes, entre eles, dois homens, um senhor e um rapaz jovem muito alto e gordo que se mostrava evidentemente nervoso, inquieto na sua cadeira.

Quando chegou a vez dele, não era preciso entender chinês para compreender que não estava deixando os médicos trabalharem. O silêncio conhecido das mulheres acostumadas a sofrer sem fazer barulho é rompido com risadas quando o médico lhe diz: "Pare de agir como uma mulherzinha chorona". Jasmine ria muito ao nos traduzir. Aqueles segundos de cumplicidade fizeram de uma experiência dolorida algo muito agradável.

Após meia hora, fiz um novo ultrassom para garantir que estava tudo bem para ser liberada.

Quantos cuidados que não tive no Brasil! Estava agradecida. Muito agradecida por todos e por tudo que envolvia aquele momento.

Nos dias seguintes, fiquei de repouso. Tinha momentos de energia bem baixa. De fato, precisava descansar deitada num longo sofá enquanto Lama Michel, Pete e Rocio organizavam 100 diferentes ervas que haviam comprado numa farmácia chinesa para amostras dos estudos de medicina chinesa de Rocio. Cada um a seu modo sabia como aproveitar aquele tempo da melhor maneira possível.

No Brasil, não recebi nenhuma recomendação sobre os cuidados que deveria ter após a punção. Em Pequim, ao contrário, recebi esta lista de cuidados:

1. Após a cirurgia, pressione eficientemente a parte puncionada durante 30 minutos, exatamente de acordo com a orientação do médico (se for elevado o risco de sangramento dos nódulos puncionados, o médico vai avisar o paciente para ampliar o tempo de pressão). Se não houver sinal de sangramento após o exame, depois de soltar a pressão, será preciso manter a área sob observação por 30 minutos. Se não houver mudança após essa inspeção, o paciente pode deixar o hospital.

2. Se o paciente encontrar alguns destes sintomas após sair do hospital, como inchaço aumentado no local puncionado, espessamento do pescoço, sufocação e outros sintomas, será necessária a pressão imediata na parte puncionada por parte do paciente ou de familiares, ou ligar para perguntar quais são as medidas de emergência, voltando ao pronto-socorro do hospital para tratamento assim que possível.

3. O paciente precisa descansar de 48 a 72 horas após a cirurgia. Tente evitar falar alto, cantar, tossir forte, banhos ou esfregar o local;

evite fazer movimentos giratórios amplos com o pescoço; evite alimentos duros, secos, temperados e quentes; evite álcool. Comida aguada ou macia, morna ou fria (alimentos líquidos ou semilíquidos) são recomendáveis. Engula com goles pequenos.

4. O uso de remédios trombolíticos num prazo de 72 horas após a cirurgia deve ser evitado, assim como remédios antiplaquetários (aspirina), drogas para circulação sanguínea e drogas vasodilatadoras.

5. Para prevenir asfixia imprevista causada por sangramento postergado, é recomendado que o paciente se mantenha alerta para qualquer sinal de sangramento no prazo de 72 horas após a cirurgia (inchaço agravado no local da punção, espessamento do pescoço, sintoma de sufocação). Por favor, procure o hospital mais próximo a tempo; enquanto isso, ligue para os números fornecidos antes e peça orientação.

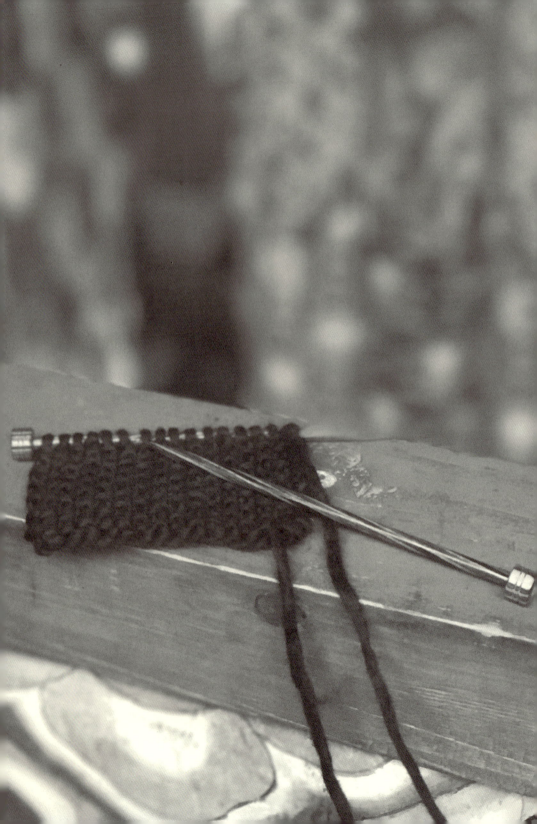

Capítulo 27

Tricotar: um modo de meditar

Quando minha filha tinha por volta de 8 meses, fiquei surpresa ao vê-la, um dia, totalmente concentrada passando o líquido de uma mamadeira sem tampa para a outra. Uma cena surreal. Comentando esse fato com um mestre de meditação, ele me disse:

— Ela encontrou o objeto e a ação certos para a natureza da sua mente.

Creio que o mesmo se dá quando estou tricotando: os ruídos internos gradualmente silenciam, e o ritmo dos pensamentos diminui até o ponto de conseguir *sentir* o que *penso* com coerência.

Há um momento quando a mente
se ajusta ao tempo do ponto.
Tudo passa a fluir.
Creio que posso chamar isso de paz.

Monastério de Chong Gu,
Parque de Yading, Sichuan, Tibete, agosto, 2017.

Estreitando o campo visual numa atividade bem definida, podemos acalmar a mente e ampliar nossa capacidade de concentração. Tal como propõe a meditação *mindfulness*: quando permitimos que nossa experiência seja exatamente como ela é à medida que ocorre, aceitamos o que quer que surja porque estamos abertos para acolher nossas emoções e pensamentos. Temos tempo para eles. Tempo para estar com eles até absorvê-los.

Dessa forma, conseguimos chegar ao ponto de relaxar a mente para conseguir transformá-la, como Guelek Rinpoche enfatizava: "Manter o foco sobre algo é apenas um modo de treinar a consciência visual, o importante é treinar a consciência mental. Nós temos uma consciência para cada sentido sensorial: a consciência visual, olfativa, gustativa, auditiva e tátil. Mas a sexta, a consciência mental, é a mais importante porque ela monitora toda a nossa percepção do que se passa ao nosso redor e em nosso corpo físico. Meditar é aprender a trazer o foco para a mente, ajudá-la a relaxar, trazer ar para ela respirar melhor e diminuir a nossa raiva. Nossas emoções destrutivas são impermanentes e podem sumir, mas é preciso não colocar mais gasolina para elas pararem de queimar."[66]

O fato de agirmos devagar nos permite ser menos reativos. Há tempo para sentir tanto as experiências mais difíceis quanto as boas. E nos momentos neutros aproveitamos para descansar na atividade sensorial na qual estamos envolvidos. Ponto após ponto. Não temos pressa porque não nos exigimos chegar logo a nenhum lugar.

---

[66] Disponível em: <https://www.youtube.com/watch?v=hO1F8XxYrLc>. Acesso em: 25 abr. 2018.

O prazer está em simplesmente tricotar. A calma gerada pela concentração desencadeia a abertura, curiosidade e envolvimento com aquilo que estamos fazendo.

Por outro lado, ao tricotar algo mais complexo, como tranças e rendas, temos que seguir atentamente o que está descrito na receita, e isso pode ser um simples estímulo para disparar padrões de pensamentos baseados numa atitude de autocrítica excessiva, de desconfiança contínua ou de indisposição interna. Percebo como fico ao me pegar tricotando com uma certa ansiedade de não errar que impede de sentir o prazer de tricotar serenamente. Quero evitar ter que desmanchar tudo que já foi feito para corrigir algo que ficou para trás. Assim como na vida real, em que precisamos aprender a estar atentos sem nos estressar.

Calmos podemos notar quando começam a aparecer esses pensamentos de natureza destrutiva que nos colocam contra nós mesmos. Saber notar e acolher a tensão interior gerada pelo medo de errar é uma atitude de autocompaixão, um modo proativo de nos ajudar a sair do sofrimento.

O simples fato de poder ver se o modo como nos tratamos interiormente é construtivo ou não já nos ajuda a poder escolher não seguir o que nos põe para baixo. Esse é um modo eficaz de fazer as pazes com o que quer que surja.

Uma vez calma, posso me concentrar na pessoa para quem estou tricotando. Neste mundo sobrecarregado de estímulos sensoriais e demandas constantes, conseguir ficar calma e dedicar minha atenção a uma pessoa é um ato de amor.

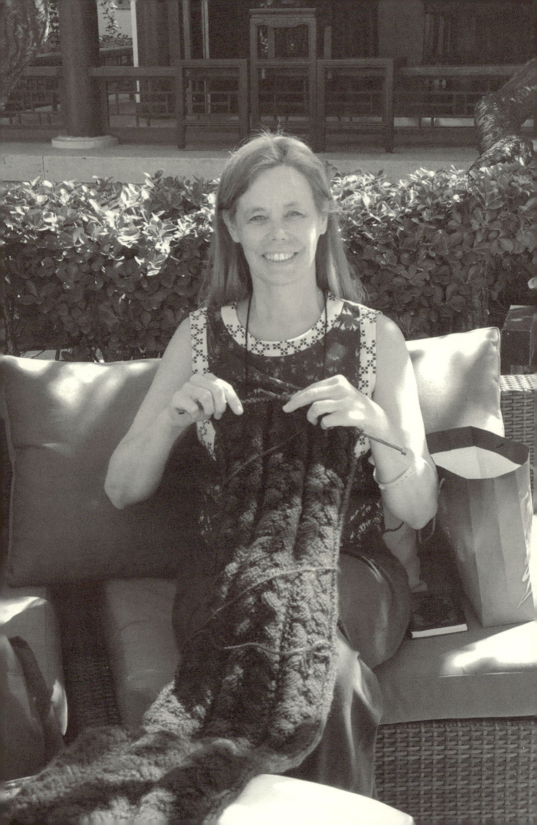

Tricotar por afeto é um modo de me manter conectada a alguém à distância.

Quando minha mente está cansada do que já sabe, busco tricotar algo novo. Creio que o que me leva a estar sempre disposta a tricotar é também a certeza de que posso dar à luz algo belo.

Quando produzimos algo com nossas mãos e que consideramos bonito, despertamos uma sensação natural de alegria e satisfação: estamos totalmente de acordo com nós mesmos. Os tons das cores e a textura da lã criam uma nova composição. O belo surge como um forte atrativo para nos envolvermos mais e mais com o que estamos fazendo.

No final do mês que passamos em Pequim, Lama Michel comentou: "Mãe, pela primeira vez vi você sem ler ou estudar alguma coisa". Verdade, bastava um tricô para eu me sentir completa.

| Cachecol para Shirley. Pequim, China, 27 de agosto de 2017.

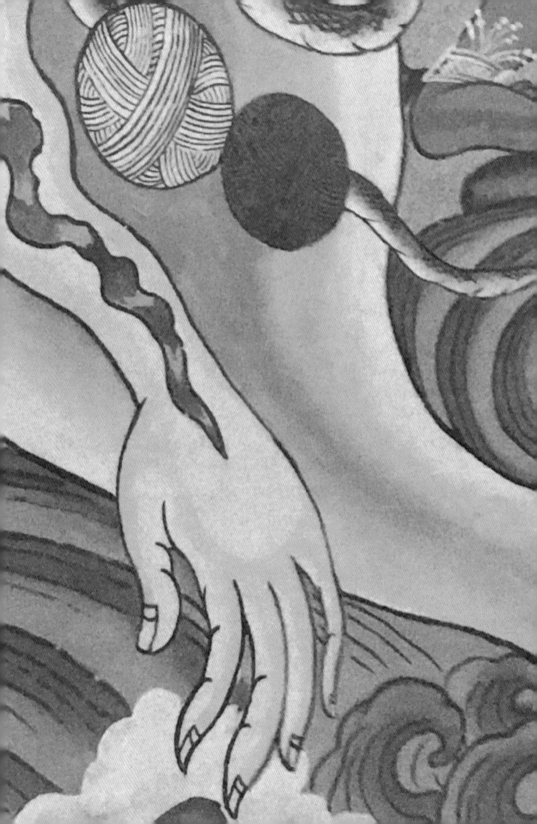

Desacelero minha mente tricotando mais devagar
Por que tanta pressa para chegar a uma conclusão?

O que está por vir ainda não amadureceu
Por hora posso apenas continuar
Em frente
Ponto por ponto

Mais devagar
Escuto-me dizer
Posso confiar
Ok, está tudo bem,
Mesmo sem saber o quê

Vai, não para
O melhor está por vir

Tricoto em silêncio
Pelo jeito, não tenho mais nada para me dizer

Afresco do Monastério de Chong Gu,
Parque de Yading, Sichuan, Tibete, agosto, 2017.

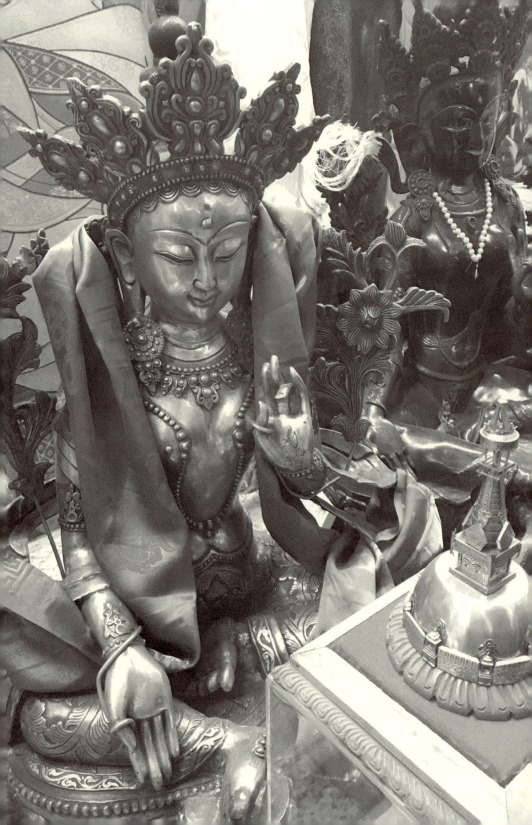

Capítulo 28

Ensinamentos de Tara Verde

Do dia da punção até chegar o momento da cirurgia, passaram-se 20 dias. Um bom tempo para aproveitarmos aquela rara oportunidade de estarmos todos juntos livres para fazer o que quiséssemos. Formamos um time inesquecível. Junto com Shirley e sua tradutora Jasmine, tudo o que fazíamos tinha uma clara disposição de fazer bem-feito. Fosse ir ao hospital para agendar e realizar os exames, estender o visto de permanência, visitar os templos, almoçar, fosse mesmo para receber uma boa massagem.

Curiosidade, confiança e abertura estavam presentes nas conversas sobre nossas experiências com o budismo. Todos nós sabíamos da preciosidade de estarmos juntos. Era natural sentir calma e muita, mas muita gratidão. Por isso, os momentos tornaram-se significativos.

Shirley pediu a Lama Michel que falasse sobre a divindade Tara Verde.

No budismo, não se acredita que uma entidade ou qualquer fenômeno possa existir de modo autônomo, independente de nossa percepção. Por isso, não cultuamos divindades. Não há um criador de todas as coisas, mas tudo é criado a partir da lei da interdependência dos fenômenos – tudo é resultado de causas e condições amadurecidas a cada momento.

| Estátua de Tara Verde, Albagnano Healing Meditation Centre, Itália, maio, 2018.

Nesse sentido, uma divindade não é algo externo a nós, mas uma manifestação do nosso próprio potencial de desenvolver uma mente igualmente pura. O termo "divindade" é uma tradução da palavra sânscrita *yidam* ("mente sagrada"). Esse é um ponto fundamental para entendermos os princípios do budismo tibetano. Não há diferenças importantes entre os seres comuns e os Buddhas totalmente iluminados. A única diferença é que a mente de boa parte das pessoas ainda está contaminada pelas aflições mentais. Quando os seres comuns removem essas aflições e aperfeiçoam a sabedoria e a compaixão, eles se tornam Buddhas.

O budismo tântrico[67] afirma que nós possuímos uma qualidade realmente divina. A essência de nossa mente é pura e divina. No entanto, para realizarmos esse potencial, não basta nos conscientizarmos disso, como uma mera intelectualização. É necessário vivenciarmos essa realidade interna. A visualização é o método pelo qual podemos tornar ativo o aspecto de uma divindade em nós.

---

[67] As práticas e os ensinamentos conhecidos como budismo tântrico têm origem há 2.500 anos, na época do Buddha Shakyamuni. Os ensinamentos do Buddha contêm duas categorias: sutra e tantra. O sutra é um processo gradual com o qual limpamos a mente de todos os seus defeitos e limitações e desenvolvemos nela qualidades benéficas, como amor e sabedoria. O tantra é um caminho veloz no qual o praticante aprende a pensar, a falar e a agir agora como se tivesse atingido a iluminação. Segundo o tantra, a perfeição não é alguma coisa que nos aguarda no futuro. "Se eu praticar bastante hoje, quem sabe eu me torne um Buddha perfeito" ou "Se me comportar direito nesta vida, agindo como uma pessoa religiosa, quem sabe um dia eu vá para o céu". Segundo o tantra, o céu é agora! Deveríamos ser deuses e deusas agora mesmo. No presente, porém, estamos sobrecarregados de conceitos limitadores. "Os homens são assim; mulheres são assado; sou assim mesmo e não posso mudar isso", e assim por diante. É por isso que temos conflitos interiores e com os demais. Todo esse conflito se dissolverá quando nos educarmos sob o ponto de vista tântrico e percebermos que cada homem é um homem completo e que cada mulher é uma mulher completa. Além disso, cada homem e cada mulher contêm tanto energias masculinas quanto femininas. Na verdade, cada um de nós é uma união de toda a energia universal. Tudo de que precisamos para sermos completos está dentro de nós neste exato momento. É apenas uma questão de conseguirmos aceitar isso. Este é o caminho tântrico. Para saber mais consulte: YESHE, Lama. *Introdução ao Tantra*. São Paulo: Gaia, 2007, p. 27.

Durante a meditação tântrica, o praticante se desidentifica com seu corpo e mente comuns, que o levam a se ver como um ser limitado e cheio de defeitos, e passa a se identificar com um ser completamente puro, perfeito, poderoso, compassivo e iluminado, que mora em um mundo puro e é totalmente capaz de curar e beneficiar os outros.

As visualizações visam inicialmente a ajudar o praticante a purificar suas negatividades do corpo, da palavra e da mente. Assim como Lama Gangchen Rinpoche nos explica: "Nós necessitamos de imagens para compreender o mundo, mas usamos imagens negativas demais para 'ler o mundo'. Com as visualizações, aprendemos a ver o mundo a partir de uma imagem positiva."

Numa segunda etapa da meditação, ou de acordo com a evolução de seu nível de amadurecimento espiritual, as visualizações visam a levá-lo a atingir os estados de realização nos quais ele poderá despertar o seu completo potencial humano.

Nesse sentido, a meditação tântrica possui o mesmo objetivo terapêutico de cura e autoconhecimento do corpo e da mente que caracteriza outros tipos de meditação. No entanto, ela se difere, pois seus métodos visam à cura não apenas no nível grosseiro, mas também no nível sutil.

O que imaginamos exerce um grande poder sobre nós, sobre o que sentimos. Para o nosso cérebro não existe diferença entre as imagens produzidas mentalmente ou as imagens captadas pelos olhos. Hoje a neurociência já é ciente de que podemos evocar imagens mentais que produzirão padrões neurais que irão influenciar os outros centros nervosos e modificar as nossas emoções. Por isso, as técnicas de visualização mental das práticas meditativas podem atuar em nosso sistema nervoso como se fossem visões reais do mundo exterior.

Esta é a razão pela qual as visualizações na meditação tântrica possuem um real poder de cura, pois atuam diretamente sobre a nossa autoimagem, que gera continuamente sentimentos e pensamentos em nosso íntimo.

Lama Michel respondeu ao pedido de Shirley falando o seguinte sobre Tara Verde:

"De modo geral, Tara é chamada de *A mãe que liberta todos os seres*. Temos muitas formas de Tara. A *Tara Branca de Longa Vida* tem sete olhos: um em cada palma das mãos, em cada sola dos pés, os dois olhos do rosto e o terceiro olho posicionado de forma vertical. Ela é especialmente dedicada às questões da saúde e promove a longa vida. Tara Verde está conectada ao elemento vento, à capacidade de agir. Por isso sua energia ajuda a desbloquear situações paralisadas. Tara é a divindade mais importante de toda a história budista. Desde o tempo dos iogues indianos. Por exemplo, Atisha, no século XI, decidiu ir para o Tibete após ter se consultado com uma estátua de Tara. O Monastério de Tashi Lhunpo, no Tibete, foi fundado pelo primeiro Dalai Lama, após ele ter tido uma visão de Tara na forma das duas grandes montanhas. Há duas grandes pedras que representam os seios de Tara, e o topo da montanha, a sua cabeça. O monastério foi construído de forma a estar no colo de Tara. Todas as tradições budistas seguem Tara da mesma forma. Rezamos para Tara em todos os momentos de dificuldade da vida. Por exemplo, durante o terremoto de Yushu todas as casas foram destruídas, menos as escadas e o quarto do Lama Numa

Tulku, que é um grande praticante de Tara. Para praticar corretamente, temos que receber primeiro uma iniciação – a transmissão do poder das rezas, dos mantras e das visualizações por um mestre qualificado. Ele deve estar conectado a uma linhagem ininterrupta de mestres que receberam a iniciação de Tara de seus mestres até o tempo de Buddha Shakyamuni. Não basta ler um livro para aprender a meditar. Você pode fazer o mantra de Tara sem ter recebido a iniciação, mas para que haja uma verdadeira conexão é preciso receber o *empowerment* – a transferência de poder feita por um mestre capacitado para realizá-la. Existem três pontos principais que devem ser considerados quando recitamos o mantra de Tara Om Tare Tuttare Ture Soha: 1- Recitá-lo corretamente. 2- Visualizar corretamente. 3- Manter um correto estado mental. Existem muitas rezas para Tara, mas o mais importante é recitar o seu mantra. Podemos visualizar Tara à nossa frente, no topo de nossa cabeça ou em nosso coração. Num nível mais avançado, podemos imaginar nós mesmos como sendo Tara. Tara está sentada em um trono dourado sobre três almofadas: uma de Lua, outra de Sol e, sobre elas, uma de lótus. A Lua, com sua energia masculina *yang*, representa sua total capacidade de renunciar às causas de tudo que lhe faz mal. O Sol, com sua energia feminina *ying*, a sua determinação em ajudar os outros a fazerem o mesmo. E o lótus, a sua absoluta sabedoria na capacidade de se manter puro diante da impureza. Sua sabedoria tem dois aspectos, chamados de método e sabedoria. Quer dizer, ela tem a habilidade de ver tudo com clareza, sem erros, e, ao mesmo tempo, de agir velozmente. Sabedoria aqui não é uma questão de inteligência ou conhecimento, mas sim sua habilidade intuitiva de entender as coisas além das palavras. Totalmente equilibrada e sábia, ela sabe dançar com amor a dança dos fenômenos na qual reconhece sua rede interdependente. Seu corpo jovem resplandece energia curativa. Apesar da forma humana, ela é feita da pura energia de ventos verdes sutis. Sua pele aparenta ser lisa e macia, seus lábios são vermelhos, e seus dentes, brancos. Com seios cobertos por tecidos de seda de uma rainha, ela revela seu poder de conquista e de dar alegria. Seus cabelos negros são perfumados. Sua testa longa representa sabedoria. Sua mão esquerda está no mudra ("gesto") das Três Joias: Buddha, Dharma e Sangha, na altura do seu coração. Ela segura uma flor de *utpala* de tons azul e dourado, que desabrocha na altura de seu ouvido. A sua mão direita também segura um lótus de *utpala* azul e dourado. Ela faz o gesto da Suprema Generosidade. Há quatro tipos de generosidade: 1- oferecer assistência material; 2- oferecer o Dharma e as informantes positivas; 3- oferecer proteção contra sofrimentos e perigos; 4- oferecer amor. Ela está sentada com a sua perna esquerda dobrada para dentro, e a sua perna direita está esticada, pronta para agir. Ela está adornada por seis tipos de joias: brincos, colares, tiara, cinto, braceletes e tornozeleiras. Elas simbolizam a sua perfeição nos seis ensinamentos de um Bodhisattva: generosidade, moralidade, paciência, esforço entusiástico, concentração e sabedoria. Visualizamos que do coração de Tara saem raios de luzes verdes de cor esmeralda. A luz tem o som da vibração do mantra de Tara. Essa luz tem as mesmas qualidades de Tara: amor, sabedoria e bênçãos de cura. Essa luz penetra no seu coração ou no topo de sua cabeça. Você precisa sentir onde se sente melhor. Essa luz então preenche todo seu corpo de luz, purificando qualquer tipo de tristeza, medo ou preocupação. Onde quer que haja uma doença, essa luz também pode curar. Dessa forma, todos os sentimentos negativos vão embora e gradualmente sentidos positivos de força e alegria começam a surgir. Podemos também visualizar que essa luz de Tara vai em direção ao coração de uma pessoa para quem desejamos enviar essa energia de cura. Outro modo que também podemos visualizar é, uma vez que tenhamos recebido a luz de Tara e todo nosso corpo está repleto de sua luz, luzes saem de nosso coração como o reflexo de um espelho e vão em direção à pessoa ou às situações para quem desejamos dedicar. Uma vez que dedicamos para as pessoas que conhecemos, agora visualizamos que a luz torna-se ainda mais forte e vai em direção a todas as pessoas que não conhecemos, assim como para aqueles de quem não gostamos e com quem temos conflitos. Essa luz elimina seus medos e lhes traz alegria. Ao concluirmos essa visualização, imaginamos que a luz de Tara retorna para o nosso coração. Continuamos então a recitar os mantras quantas vezes quisermos e pudermos. Enquanto recitamos os mantras, repetimos essa visualização. Meditar é uma atividade que envolve muitos pensamentos! Uma vez que estamos para terminar a meditação, visualizamos que Tara diminui de tamanho até um minúsculo ponto que entrará pelo topo de sua cabeça até se encaixar em seu coração passando pelo canal central. Lá permanece com você durante todas as suas atividades diárias."

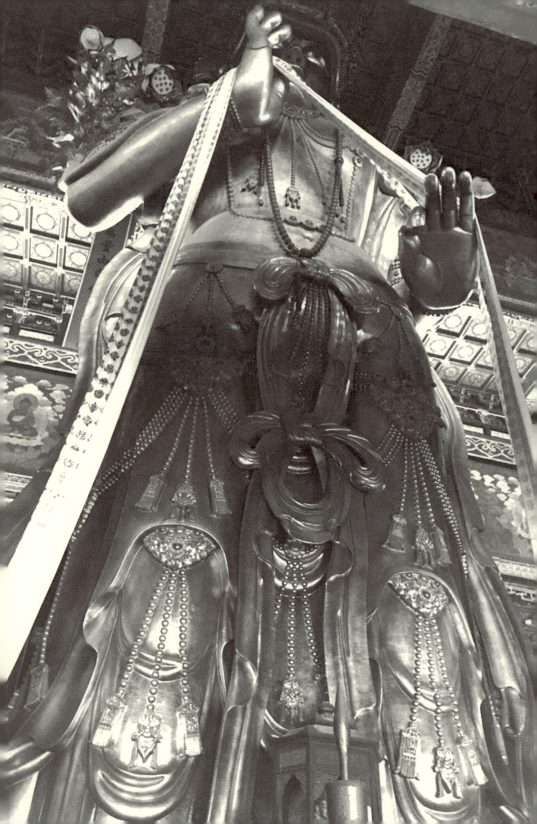

Capítulo 29

21 de agosto de 2017
Buddha Maitreya

As coisas simples são como mágica, mas é preciso dar-se conta delas.
São nossos hábitos que não permitem que percebamos a magia das coisas.
Estamos tão habituados aos pensamentos e emoções
que surgem em nossa mente que eles perderam seu mistério.

Adélia Prado, poeta, em uma de suas palestras

Estava a uma semana da operação. A contagem regressiva me ajudava a estar consciente de que algo estava para mudar. Uma cirurgia pode ser encarada como algo iniciático, um ritual de passagem para entrar numa nova fase da vida. Não me considero uma pessoa mística, que atribui um significado sutil a qualquer ação do mundo concreto. Mas, por outro lado, reconheço que a realidade sutil é complementar à realidade concreta e imediata.

Certa vez, Lama Gangchen Rinpoche explicou que em tibetano existem termos específicos para classificar dois tipos de pessoas: as que acreditam somente no que veem, tipo "ver para crer", e as que possuem o olhar que vai além da visão concreta imediata. Para exemplificar o que é um olhar que vai além do imediato, ele comentou: "Há tanto espaço dentro do espaço".

No Lama Temple, em Pequim, diante de uma estátua de Maitreya, o Buddha do Grande Amor, com 18 metros de altura, esculpida em madeira de sândalo, me perguntei se poderia aprender a ser de algum modo como aqueles que veem além do imediato.

Maravilhada pela beleza desse lugar, fecho os olhos para não me distrair. Posso apenas reconhecer que há algo maior do que a minha capacidade de apreensão. Permaneço lá por algum tempo honrando esse local em silêncio.

Penso nos milhares de pessoas que já passaram por lá dedicando suas preces e busco fazer o mesmo: dedicar algo de bom a quem quer que precise dessa energia. A prática da dedicação nas preces budistas possui a intenção de multiplicar uma energia positiva ao compartilhá-la. Algo parecido com derramar um frasco de água sagrada no oceano em vez de deixá-lo no seu altar de casa, quando em poucos dias iria secar.

Deixar-se ser tocado pelo ambiente de um templo sagrado e compartilhar em pensamentos essa experiência com outras pessoas é um convite a entrar no mundo sutil.

Assim como nos disse Lama Gangchen Rinpoche certa vez sobre o sentimento de incompletude: "Frequentemente sentimos falta de algo muito sutil, algo que não é mental, intelectual. Até mesmo nas situações privilegiadas, em que pensamos estar satisfeitos, logo surge esse sentimento sutil de que algo nos falta. Temos então a prova de que a vida material não é suficiente, e saímos em busca de algo mais espiritual. Esse algo que nos falta é tocar nosso próprio potencial de paz."

Creio que podemos saber se tivemos uma vivência
espiritual se houve o surgimento de uma nova
força interior capaz de nos conectar com algo maior.

Para crescermos espiritualmente,
precisamos superar uma ideia
pequena e limitada de nós mesmos.
Isto é, abrirmos nosso coração
para percebermos
a nós mesmos e aos outros.

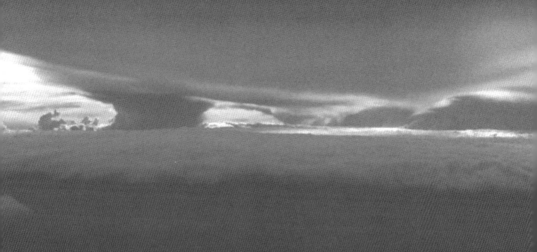

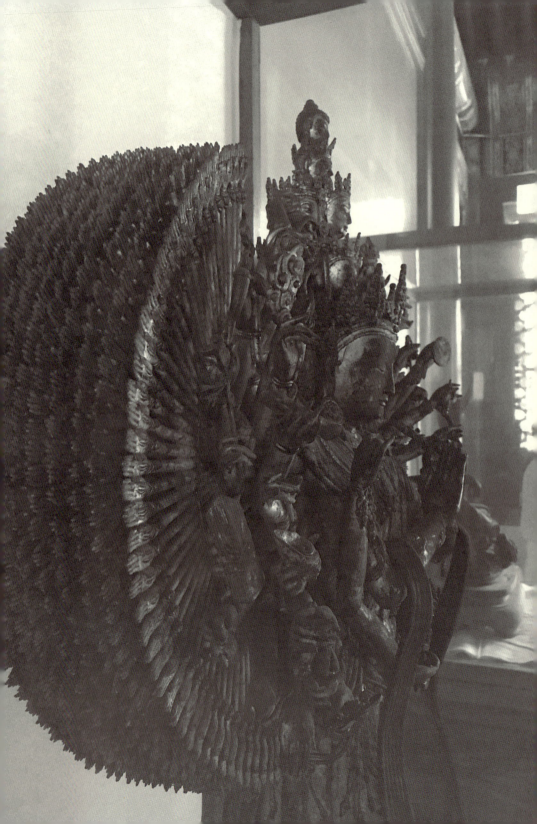

Capítulo 30

25 de agosto de 2017
Buddha da Compaixão – Chenrezig dos Mil Braços

Esse foi o dia da consulta médica com o assistente do Dr. Tian Wen para acertar os detalhes da operação, que iria acontecer em três dias. Levei um susto quando ele me disse que provavelmente iriam extrair a tiroide toda devido ao meu histórico familiar. Como já mencionei, minha irmã mais velha teve o mesmo câncer que o meu.

Inicialmente perdi o rumo com a surpresa de extrair a tiroide toda. Mas o combinado foi que isso apenas seria decidido durante a cirurgia, após a análise do material do nódulo da tiroide esquerda. Disse que, apesar de não querer tirar a tiroide toda, confiava plenamente na experiência deles. Seriam sete médicos na cirurgia.

Assinei uma autorização permitindo que Lama Michel assinasse por mim a permissão da extração total. Estava tudo ok. Iria dormir três dias no hospital. Avisaram-me que quando o dreno, que iria ser colocado no corte, não tivesse mais sangue, era sinal de que poderia ir para casa.

Todos esses dias estava muito relaxada à espera desse encontro preparatório para a cirurgia. Tivemos dias tão agradáveis, que realmente parecia estar de férias. Mas, naquele momento, me lembrei que estávamos lá para eu ser operada.

| Chenrezig dos mil Braços. Templo de Fayan, Pequim, China, agosto, 2017.

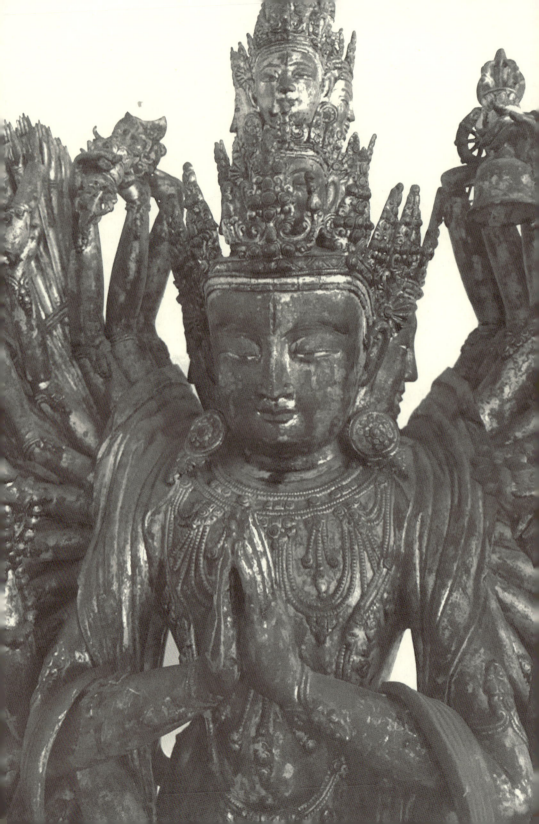

Após a consulta, fomos visitar o Templo de Fayuan, um dos templos budistas mais antigos de Pequim, mas pouco conhecido pelos turistas. É um templo *vivo*, pois mantém suas cerimônias diárias abertas ao público. Em outras palavras, quem vai lá não está indo com o propósito de uma visita turística, mas sim de rezar. Há uma calma particular nesse templo. Um local onde o silêncio é gerado pelo som das rezas dos monges. Sem pressa, Lama Michel, Shirley, Jasmine, Rocio, Pete e eu percorremos os vários locais que abrigam estátuas de Buddha de cerâmica e bronze, assim como textos sagrados muitos antigos.

Esse templo foi construído há mais de 1.300 anos pelo imperador Tang Taizong para honrar os soldados que morreram na expedição contra os invasores do norte. Quando a construção terminou, em 696, a imperatriz Wu Zetian (624-705) deu-lhe o nome de Templo de Minzhong, o que significa "um templo para lamentar os falecidos leais". Era um local para rezar por aqueles que haviam morrido. Com o passar dos séculos, o templo foi destruído, reconstruído e renomeado várias vezes. Até que o imperador Yongzheng, no século XVII, o chamou de Templo de Fayuan, que significa "a fonte de toda a verdade".

Lama Michel havia me dito que gostaria de ir a esse templo para ver a estátua de bronze do Buddha da Compaixão, Chenrezig dos Mil Braços, conhecida por o "Buddha que Chora", pois dela sai um líquido há centenas de anos. Lembrava de já tê-la visto há dezoito anos (1999) com Lama Gangchen Rinpoche. De fato, havíamos constatado que saía umidade de todo o corpo da estátua.

Assim que chegamos em frente à estátua, guardada por uma vitrine, Lama Michel começou a fazer várias preces. A princípio, eu não notava nenhum sinal de algum líquido saindo dela. Mal conseguia me concentrar nas rezas, pois minha mente ainda vagava entre a notícia perturbadora de que provavelmente teria toda a tiroide extraída e a curiosidade de checar se a estátua de fato "chorava". Até que, ao olhar com mais atenção, fui surpreendida ao ver que havia algo úmido saindo justamente de sua garganta!

Tomada de emoção, afastei-me do grupo e ajoelhei-me diante do altar ao lado para chorar e agradecer por essa sintonia. Shirley silenciosamente aproximou-se e ajoelhou-se ao meu lado. Lá ficamos de olhos fechados. Permanecemos um tempo lado a lado, cada uma concentrada em seu espaço interior. Quando meu choro já estava mais calmo, segurei sua mão e lhe agradeci do fundo do meu coração por ela estar me proporcionando tantos momentos preciosos como aquele, no qual pudemos encontrar uma sintonia fina em tudo que se passa dentro e fora de nós. Igualmente emocionada, Shirley me disse o quanto também estava feliz.

Naquele instante, senti algo inaugural. Sua felicidade abriu em mim um novo espaço: a alegria de receber sua alegria.

Quando há uma dinâmica fértil na troca de dar e receber, sentimos uma alegria genuína que deixa marcas de gratidão. Isso me fez refletir sobre o estranho paradoxo no qual vivemos em nossa sociedade capitalista: desde criança somos incentivados a sermos autônomos, mas, ao mesmo tempo, recebemos a lição moral de que o *certo* é pensar nas necessidades alheias e no bem comum. Como se o outro necessitasse de nossa ajuda, mas nós não dependêssemos da ajuda de ninguém. Há uma mensagem subliminar de que temos que ser fortes e ajudar os fracos. Em outras palavras, enquanto dar leva-nos a nos sentirmos úteis, *receber* é um sentimento estranho que não sabemos bem onde encaixar. Parece que ele atiça com vara curta nosso orgulho e põe em cheque nossa autoimagem sobre sermos ou não merecedores.

Isso faz com que prestemos mais atenção naquilo que não estamos conseguindo ser e fazer do que em quem somos e já realizamos. Sem esse reconhecimento somos eternos devedores tanto para com nós mesmos quanto para com a sociedade. Quem sabe seja por isso que reagimos com uma certa formalidade no momento de receber um agradecimento: "imagina, não foi nada", "foi um prazer". Como quem diz: "Não fiz nada além da minha obrigação".

Certa vez, Lama Gangchen Rinpoche disse que no Ocidente costumamos falar inúmeras vezes "obrigada", mas internamente vivenciamos pouco o sentimento de gratidão. Já no Oriente, fala-se poucas vezes "obrigada", mas há o hábito de cultivar uma apreciação genuína por tudo aquilo que se recebe.

A experiência com Shirley de dar e receber com alegria me fez mudar essa equação. O melhor de tudo é notar que quanto mais nos sentimos à vontade em receber, mais à vontade ficamos em oferecer. Todo mundo cresce com isso.

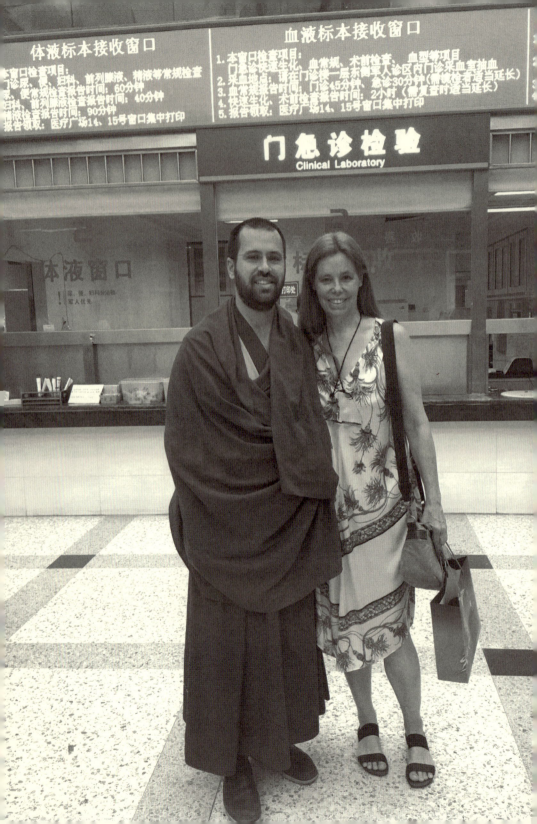

Capítulo 31

Pequim
27 de agosto de 2017
Primeira noite no Hospital 301

Como a cirurgia ia ser logo cedo, dormi no Hospital 301. Tudo lá é muito calmo e organizado. Desde o corredor do elevador até os quartos. Por exemplo: no *hall* de espera dos elevadores sempre toca uma música chinesa melódica e suave. As pessoas são sorridentes e delicadas em seus gestos.

Mas algo muito inusitado aconteceu que me fez refletir várias vezes sobre o estresse inerente da nossa cultura ocidental. Estávamos no elevador. Algumas pessoas demoraram para entrar enquanto outras demoraram para sair. Quando a porta se fechou, escutamos uma gravação em inglês: "Desculpe por ter esperado".

Ficamos muito surpreendidos. Pessoalmente, fiquei tocada com esse gesto de respeito. Me fez lembrar do quanto sou pressionada todos os dias a pegar o elevador do prédio onde fica o meu consultório em São Paulo. Se demoramos um segundo a mais para entrar já escutamos a gravação de um voz feminina ordenando: "Favor fechar a porta". Há um comando de nos apressarmos mesmo quando nem atrasados estamos.

O quarto onde fiquei era grande e arejado. Minha cama estava perto da janela. Na primeira noite, dividi o quarto com uma senhora que ia ser operada do coração. Ela estava acompanhada do seu marido.

Depois de um tempo juntos, concentrados nas rezas de Lama Michel, me despedi de Pete. Ele tinha estendido o máximo que podia sua estada em Pequim, mas precisava voltar para o Brasil. Nos abraçamos na certeza de que estamos sempre conectados.

Quando todos se foram, fiquei em silêncio buscando me abrir para o que esse momento significativo tinha para me oferecer.

Depois, escrevi um WhatsApp para a Fê:

Filha, já estou na cama pronta para me preparar para dormir.
Não consigo falar por telefone porque meus colegas de quarto já estão dormindo.
Tem uma senhora que vai operar o coração. Está acompanhada do marido.
Hoje escolhi dormir sozinha porque estou bem e quero me concentrar.
Eu sei que amanhã vai ser um dia bem diferente,
mas estou segura que darei conta do recado!

Demorei para dormir. O marido da senhora ao lado roncava alto, e minha mente estava alerta. O que me ajudou foi ter feito um exercício de autorregulação extremamente simples e eficaz que aprendi no livro *O cérebro adolescente*, do neuropsiquiatra americano Daniel Siegel.[68]

---

[68] O Dr. Daniel Siegel é professor clínico de Psiquiatria na Escola de Medicina da Universidade da Califórnia – Los Angeles (Ucla), e codiretor do Mindful Awareness Research Center (Centro de Pesquisa da Consciência Plena), da Ucla.

Ele recomenda que seja feito quando nos sentimos de alguma forma angustiados. Eu procuro fazê-lo sempre antes de dormir, principalmente quando demoro para pegar no sono:

"Quando a lembrança de uma época caótica ou rígida estiver em sua mente, tente colocar uma mão sobre o peito – em cima da região onde fica o coração – e a outra sobre a barriga.

Pressione levemente cada mão e veja como se sente.

Agora, mova a mão sobre seu peito para a sua barriga, enquanto sobe a outra mão para seu peito.

Aplique uma pressão gentil e observe como você se sente.

Agora coloque as mãos na posição que for mais confortável para você.

O que você percebe? Sente uma sensação de tranquilidade? Pode dizer se sentiu alguma diferença quando as suas mãos esquerda e direita estavam na parte de cima?"[69]

---

69 SIEGEL, Daniel. *O cérebro adolescente*. São Paulo: nVersos, 2011, p. 63.

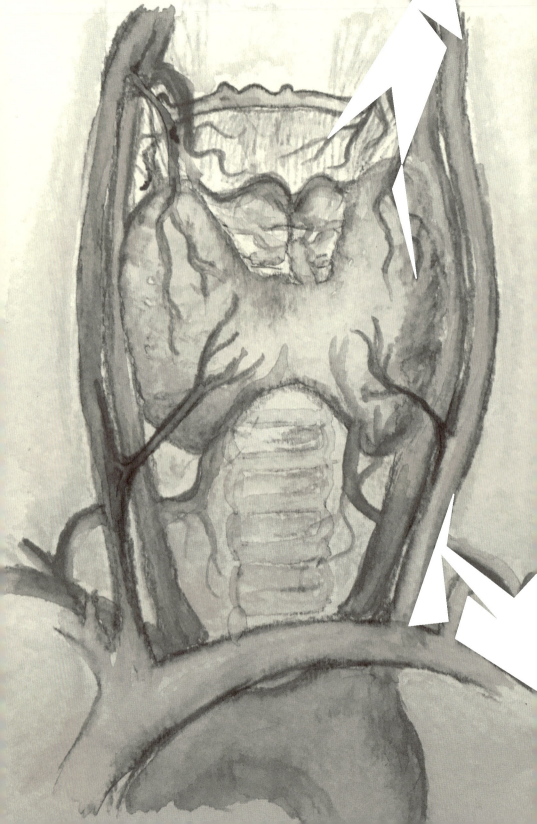

Capítulo 32

Tiroide: em busca de equilíbrio

Afinal, o que o Dr. Tian iria extrair do meu corpo? Uma glândula que pesa apenas de 12 a 20 gramas, tem em média 5 centímetros, forma de borboleta e está situada na parte anterior do pescoço.

Bem atrás da tiroide estão quatro pequenas glândulas: as paratiroides. São duas sementes superiores e duas inferiores, de cor amarela, de 3 a 6 milímetros, com 0,4 grama cada uma. Portanto, ao todo, temos quatro paratiroides. E elas iriam ficar!

A tiroide é uma das várias glândulas endócrinas do corpo. Uma glândula é um conjunto de células que produz e libera substâncias. Existem dois tipos de glândulas no corpo: as endócrinas e as exócrinas. As glândulas exócrinas – como as glândulas salivares, sudoríparas e mamárias – excretam seus produtos por meio de canais. Já as endócrinas liberam suas substâncias diretamente na corrente sanguínea. A produção dos hormônios da tiroide é regulada por outra glândula, a hipófise (ou pituitária), que fica no cérebro e sintetiza o TSH (Hormônio Estimulador da Tiroide). Como seu nome sugere, o TSH estimula a tiroide, fazendo com que produza o hormônio tiroidiano de que o organismo necessita.

| Pintura em aquarela, Bel, Nova York, fevereiro, 2018.

A tiroide excreta três hormônios ativos: a tri-iodotironina (conhecida como T3), a tirosina (conhecida como T4, é um pré-hormônio que armazena e libera aos poucos o T3) e a calcitonina (que regula o metabolismo do cálcio). Os hormônios T3 e T4 regulam o metabolismo do nosso corpo, isto é, eles controlam a rapidez com que o corpo usa sua energia, produz proteínas e controla também a sensibilidade que o organismo deve ter com outros hormônios.

A calcitonina diminui o nível de cálcio no sangue quando ele está muito alto. O cálcio é produzido pelas paratiroides. A cirurgia pode levar à lesão das paratiroides, que regulam o metabolismo do cálcio na circulação e nos ossos.

"A tiroide, como uma típica glândula endócrina, libera os hormônios tiroidianos na corrente sanguínea. Eles circulam por todo o corpo até se ligarem aos receptores específicos do hormônio da tiroide, que estão presentes em praticamente todas as células do corpo. O efeito dos hormônios tiroidianos varia dependendo do tecido particular em que o receptor está localizado. Por exemplo, o receptor de tiroide nos músculos cardíacos faz com que o batimento do coração seja mais rápido, enquanto o receptor de hormônio da tiroide no fígado trabalha para manter baixa a taxa de colesterol. Em geral, um dos principais efeitos dos hormônios tiroidianos é regular o metabolismo, ou seja, a taxa de calorias que o corpo queima para produzir energia."[70]

---

70 NOSTRAND, D. V. (Ed.) et al. *Thyroid cancer – a guide for patients*. 2. ed. Pasadena, EUA: Keystone Press, 2010, p. 5.

Amy Myers explica em *The thyroid connection* por que a necessidade do hormônio tiroidiano nas diferentes partes do corpo é complexa e dinâmica. "Nos dias em que você está superativo, superestressado ou lutando contra uma gripe, sua tiroide tem que trabalhar mais duro. Quando você não dorme o suficiente, sua tiroide luta mais. Sua tiroide sofre quando você come alimentos que estressam seu intestino, seu sistema imunológico ou suas glândulas suprarrenais. E quando o seu equilíbrio hormonal muda – como ocorre durante o pré-parto, pós-parto, na perimenopausa e durante a menopausa, e, para os homens, durante a andropausa –, a sua tiroide também leva um golpe."[71]

Como podemos constatar, a tiroide regula o nosso equilíbrio basal para nos manter regulados, isto é, nem demais excitados nem demais relaxados. Por isso, é um sistema delicado e sutil que influencia nosso bem-estar. Com baixos níveis do hormônio da tiroide nos sentimos mais irritados em lugares com muitas pessoas falando ao mesmo tempo, em que há música alta e agitação. Eu sempre fui extremamente sensível ao barulho e à luminosidade. Creio que porque já tinha hipotiroidismo. Não sei se existe um estudo sobre a relação entre o hipotiroidismo e a personalidade introvertida. Mas, ao que me parece, o hipotiroidismo é um convite à introspecção.

---

[71] MYERS, Amy. *The thyroid connection*. Nova York, EUA: Little, Brown and Company, 2016, p. 63.

Em 1999, na Universidade de Iowa, nos Estados Unidos, Debra Johnson e John S. Wiebe realizaram um estudo[72] muito interessante: o cérebro de introvertidos e o de extrovertidos relaxam de forma diferente. Nos introvertidos, o processo é comandado pela acetilcolina, neurotransmissor responsável por memórias e a elaboração de planos. Já os extrovertidos precisam de uma alta dose de dopamina, neurotransmissor ligado às sensações de prazer e recompensa.

Ou seja, uma pessoa introvertida relaxa fazendo contato interno, enquanto um extrovertido precisa do contato externo para relaxar. O extrovertido fica ansioso com as propostas contemplativas do introvertido. Eles precisam de estímulos para acalmar sua ansiedade. Precisam de gente, música alta, agito. É muito difícil para um introvertido entender isso, pois ele busca intuitivamente fazer atividades que aumentam o contato interno e ampliam o espaço interior.

---

[72] Disponível em: <https://www.psychologytoday.com/articles/199907/the-difference-between-introverts-and-extroverts>. Acesso em: 26 abr. 2018.

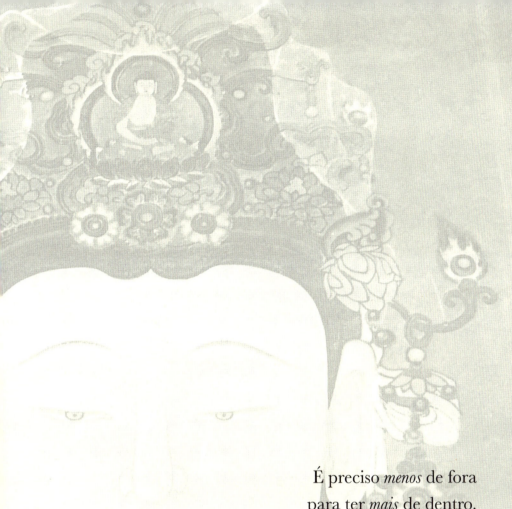

É preciso *menos* de fora
para ter *mais* de dentro.
Por isso, contemplar a natureza,
plantar, meditar, ler, tricotar, bordar
e pintar diminuem sua inquietação interior.

Tenho notado que a minha busca pela
introversão aumentou.
Busco pelo silêncio como quem
pede água quando está com sede.

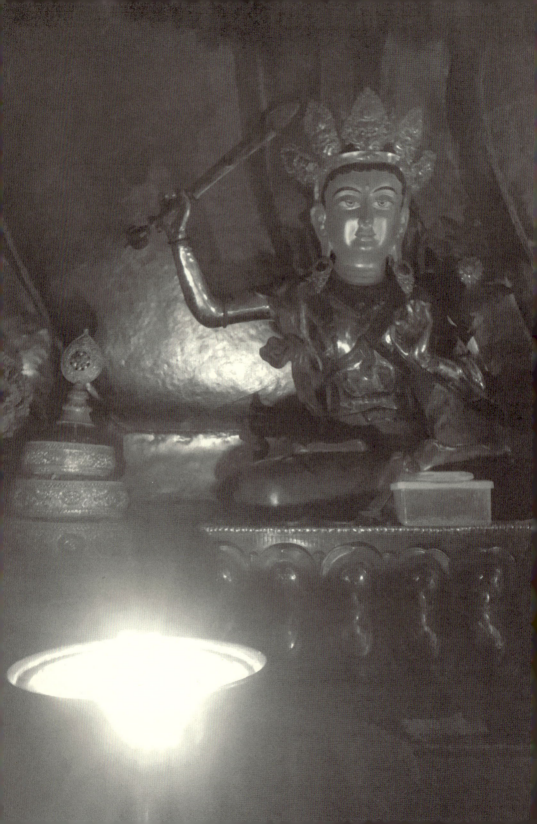

Capítulo 33

28 de agosto de 2017
A cirurgia

Às 8 horas da manhã, conforme o combinado, Lama Michel, Rocio, Shirley e Jasmine chegaram ao hospital. Sei que pode parecer estranho o que tenho para compartilhar, mas parecia que estava me preparando para ir para uma cerimônia de bons auspícios. Afinal, havia recebido flores, carinho e orações.

No momento em que deitei na maca para ser conduzida ao centro cirúrgico, vi que havia uma procissão de macas. Estávamos no final da fila. Surpresos com a cena, começamos a rir. Quando chegamos à porta do centro cirúrgico, mais um congestionamento de macas. Precisei esperar mais um pouco no corredor do elevador, onde pude ficar mais tempo de mãos dadas com Lama Michel enquanto escutava a música tranquila do *hall*. Dali a pouco, chegou o anestesista para falar comigo. De um modo suave, dito num inglês cheio de boa vontade, que chegou a ficar engraçado e nos fez rir, ele me disse:

— Quando a cirurgia acabar, você vai escutar eu lhe dizer: "Isabel, acorde". Aí você expira e abre os olhos.

Manjushri, Buddha da Sabedoria,
Gaden Shedrub Samten Ling, Tibete, agosto, 2017.

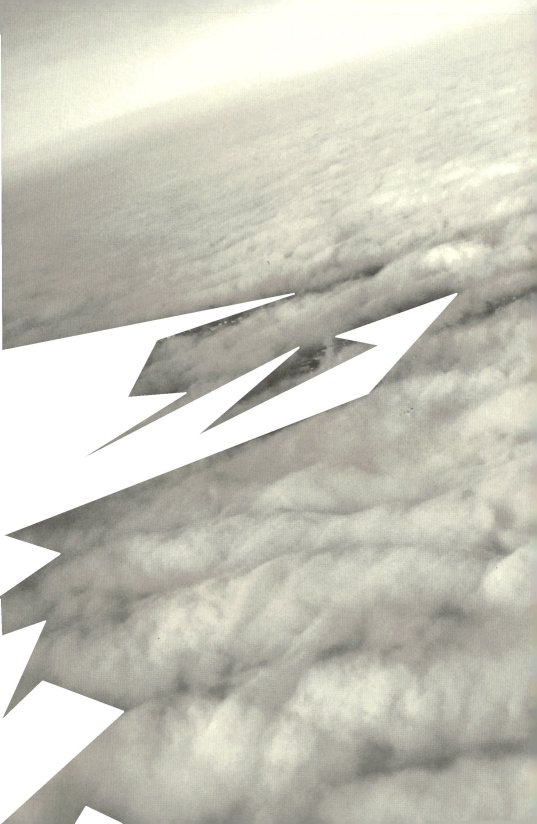

Notamos que o anestesista também era budista por usar um mala de pulso. No ambiente descontraído, ele saudou Lama Michel dizendo *Amitabba* e me levou para a sala de cirurgia. Ao chegar lá, continuou rindo e contando para os colegas, provavelmente, o ocorrido, e todos começaram a rir. Enquanto isso eu recebia a anestesia e não me lembro de mais nada, só de acordar com ele me chamando:

— Isabel, acorde, expire e abra os olhos.

Eu havia me programado para fazer alguns mantras no momento da anestesia. Mas confesso que a lembrança de achar tudo engraçado foi mais forte.

Sei o quanto é importante estar com um estado mental positivo tanto no momento de ser sedada quanto ao dormir e principalmente quando estiver para morrer. Segundo o budismo tibetano, o último estado mental direciona o momento de uma passagem, isto é, determina a qualidade do que está por vir no momento seguinte. Por isso é importante ir dormir com a mente num estado positivo, para gerar bons sonhos e uma noite bem-dormida. Da mesma forma, uma mente espiritualmente elevada promove um bom renascimento. A cirurgia durou menos que duas horas. Ao acordar, escutei Lama Michel me chamando:

— Mãe, tudo bem?

Só tive forças para fazer um sinal de positivo. Ainda estava muito distante, perto de um lugar longe e silencioso que parecia muito bom de ficar.

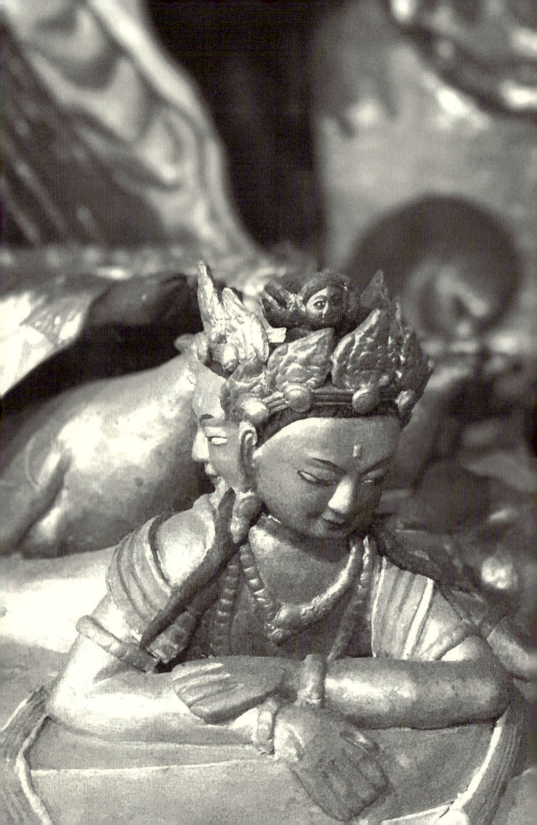

Capítulo 34

29 a 31 de agosto de 2017
Pós-cirurgia

Como já era programado, fiquei três dias internada para me recuperar da cirurgia. A atenção dos enfermeiros e dos médicos era total. Sempre tranquilos e, acima de tudo, suaves. Essa era a sensação que eu tinha o tempo todo. Eles trabalhavam sem estresse!

Dos desconfortos físicos que tive, o maior foi o curativo do dreno que esticava a pele do pescoço. Sem poder levantar a cabeça totalmente, essa postura deixava meus ombros tensos e doloridos.

Moleza, um leve enjoo e dor de cabeça também faziam parte do quadro geral, que melhorava a cada dia. Outro sintoma esperado foi o formigamento nas pernas. Assim que começou, creio que no final do segundo dia, recebi uma dose extra de cálcio, e logo me senti melhor.

Shirley, Jasmine, Lama Michel e Rocio passaram esses dias comigo. Eles ajeitaram as poltronas e a mesinha de centro de tal forma que parecia um lar acolhedor, com muitas flores e frutas. Comiam suas refeições lá mesmo. Era bom escutar suas conversas e risadas. Lama Michel disse que, enquanto eu ainda estava sob o efeito da anestesia geral, eu participava com comentários como se não tivesse sido operada. O incrível é que eu não me lembro de nada.

| Estátua, Templo de Yadign, Sichuan, Tibete, julho, 2017.

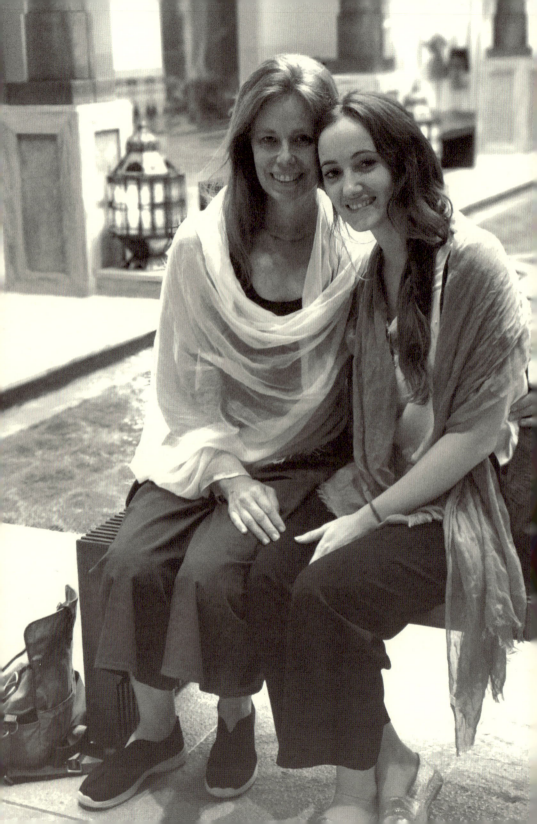

Rocio dormia comigo numa cama armada ao meu lado. A partir da segunda noite no hospital, minha colega de quarto passou a ser uma jovem chinesa que iria fazer a mesma cirurgia, de tiroidectomia total. Logo compreendemos que ela tinha um bebê de meses, pois usava uma bombinha para tirar leite do seu peito várias vezes durante o dia e durante a noite. Como eu havia sido operada um dia antes dela, sabia por tudo que iria passar. Sentia-me próxima dela mesmo sem nunca termos conversado. Trocávamos olhares e sinais de "tudo ok". O marido dela também roncava!

Numa das noites, ela começou a bater na sua cama chamando Rocio para dar um cutucão no marido para ele parar de roncar. Rimos as três sem parar.

Antes de ser operada, já fazia a reposição hormonal com 75 mcg de levotiroxina devido ao hipotireoidismo. A levotiroxina consiste na forma sintética do hormônio tiroxina. Ela é um medicamento utilizado no tratamento de hipotiroidismo, em quadros em que há o aumento do tamanho da glândula tiroide e para a reposição do hormônio T4. Lá foi preciso subir para 100 mcg. Entendi que não havia pressa em aumentar mais a dose porque ainda tinha armazenado no meu sangue um bom nível de levotiroxina, que demora dias para sair.

Foto de Franciane Portz Lenz Cesar, Bel e Rocio Blanco, Qatar, Doha, setembro, 2017.

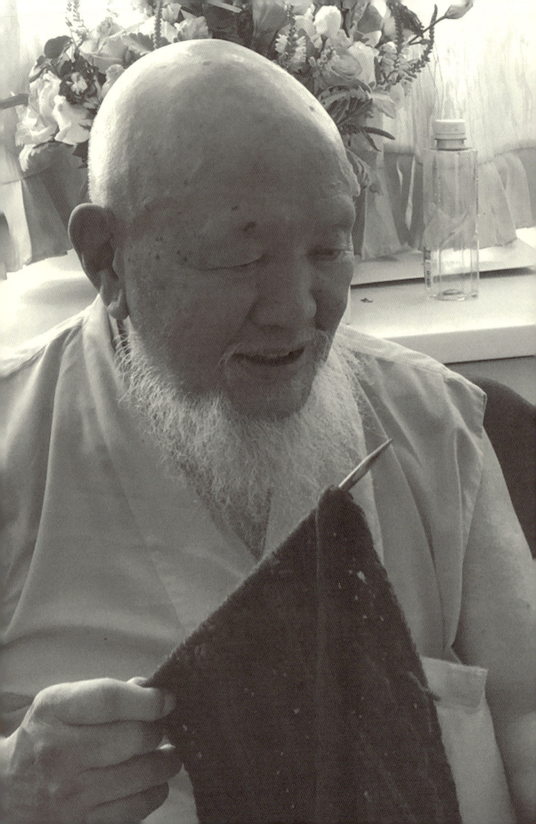

Capítulo 35

30 de agosto de 2017
Visita de Lama Gangchen Rinpoche

Coincidências não existem. Mas essa foi demais. Surgiu uma viagem extra para Lama Gangchen Rinpoche. Ele teria que ir ao Tibete mesmo depois de já ter retornado para a Itália com o nosso grupo.

Um dia antes da minha alta, recebi a visita dele. Não há palavras que descrevam essa alegria.

De acordo com os planos, voltaria sozinha para o Brasil dez dias após a cirurgia. Seriam 26 horas de viagem: Pequim-Qatar, Qatar-São Paulo. Lama Michel e Rocio iam voltar para a Itália.

Sou surpreendida quando Rinpoche me diz: "No Ocidente, é comum as pessoas quererem fazer tudo sozinhas. Mas agora você precisa de companhia para voltar para o Brasil. Rocio vai te acompanhar."

Fiquei sem palavras. Agradecida. Zonza e tocada. Quantas vezes soube valorizar o fato de que poderia receber ajuda se pedisse e não o fiz?

Entre tantos aprendizados, esse é um dos mais importantes: saber receber ajuda.

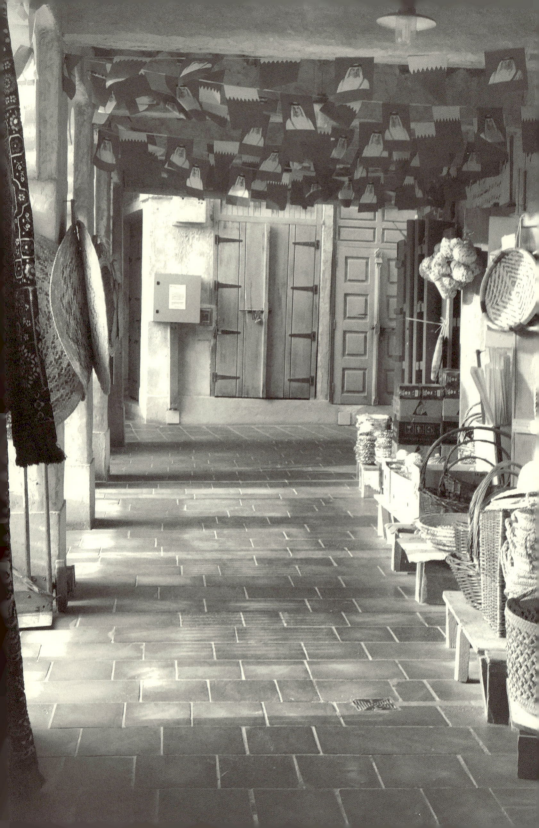

Outro aprendizado, o maior de todos, veio logo no dia seguinte: não ter pressa, quer dizer, não me apressar. Foi quando Lama Michel me sugeriu:

— Mãe, por que vocês vão fazer uma viagem direto para São Paulo? Por que não param duas noites em Qatar para descansar?

"Duas noites?!" Para quem já estava com a cabeça feita de que iria viajar 26 horas seguidas sozinha, parecia muito!

Eu tenho o meu hábito de me apressar que me acelera. Porém, se seguisse o ritmo novo do meu corpo, poderia me desacelerar.

Pressa para quê?

Assim como fechamos os olhos e movemos lentamente a boca para dar mais tempo para saborear algo muito gostoso, posso meditar e ir mais devagar para saborear a vida.

| Qatar, Doha, setembro, 2017.

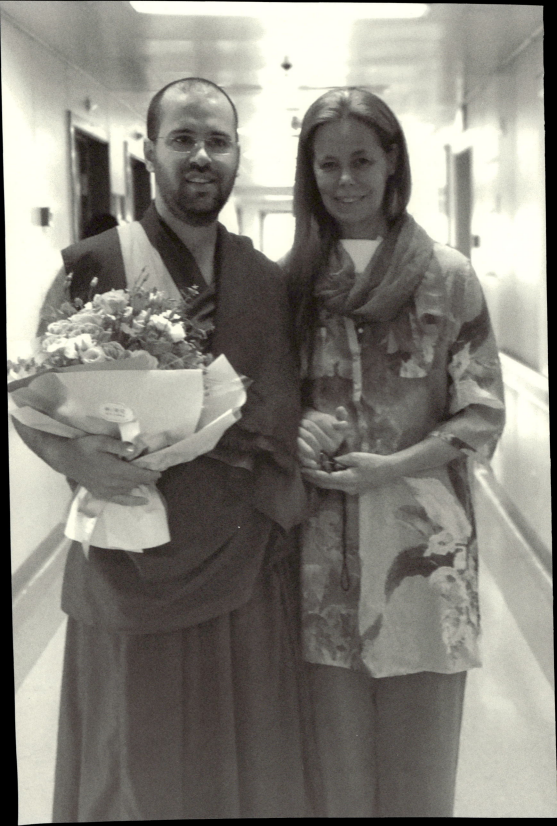

Capítulo 36

4 de setembro de 2017
Agora vamos para casa

No final da consulta com Dr. Tian, ele me entregou um minucioso relatório da minha cirurgia para eu mostrar aos médicos do Brasil. Para minha surpresa, havia câncer também na tiroide esquerda, por isso tive a extração total. Dizia assim o relatório: "Resultados durante a exploração operativa: múltiplos nódulos rígidos em tiroides bilaterais; considerando-se o carcinoma da tiroide direita confirmado no pré-operatório, os nódulos na tiroide esquerda foram submetidos ao exame patológico congelado, que apresentavam carcinoma papilar da tiroide".

Como qualquer tipo de tiroidectomia, há o risco de causar danos a algumas das estruturas envolventes, incluindo o nervo laríngeo, bem como as glândulas paratiroides. Mas no meu caso elas estavam bem conservadas. Antes da cirurgia passei por um fonoaudiólogo que havia avaliado minhas cordas vocais.[73] Foi recomendado

---

[73] Um em cada dez pacientes operados da glândula tiroide apresenta alguma alteração temporária na voz, enquanto um em cada 250 pacientes pode evoluir para alterações definitivas. Isso ocorre devido à proximidade da glândula com os nervos responsáveis pelos movimentos das cordas. Essas mudanças na voz podem ser: rouquidão, dificuldade em alcançar notas agudas ou cansaço ao falar. Normalmente, regridem em algumas semanas, mas podem perdurar por vários meses. A reabilitação vocal ocorre através da terapia fonoaudiológica pelo profissional fonoaudiólogo. Disponíel em: <www.hcancerbarretos.com.br>. Acesso em: 26 abr. 2018.

| Foto de Rocio Blanco, Hospital 301, Pequim, China, agosto, 2017.

que eu falasse pouco nos próximos três meses para preservar as cordas vocais para o futuro.

Após a consulta, voltamos ao Templo de Fayuan. Estava ocorrendo uma cerimônia e havia muitas pessoas rezando. Foi o ambiente perfeito, de calma e concentração, para agradecer por tudo que recebi. Meditar enquanto outras pessoas meditavam me ajudou a reconhecer o quanto toda essa experiência na China foi vivida com aceitação, entrega e confiança.

A aceitação me permitiu lidar com as situações desconhecidas conforme pude elaborá-las. Dessa forma, consegui me entregar ao que me estava sendo oferecido sem resistência. Creio que, nesse sentido, confiar é uma questão de saber harmonizar gradualmente o desconforto interno frente ao desafio externo conforme ele surge.

No fim do dia, enviei a alguns amigos a seguinte mensagem por WhatsApp:

Queridos amigos e amigas desta preciosa vida,

Creio que agora concluí essa longa viagem de cura. Hoje cedo fui ao médico cirurgião Dr. Tian, que estava com uma alegria especial. Tão especial que formamos um pequeno grupo no iChat para manter notícias e contato. Ele disse que posso esperar seis meses para fazer a iodoterapia, isso se resolver fazer. Será uma decisão minha. Ele só aconselha que eu faça porque a célula cancerígena que ele encontrou durante a operação do lado esquerdo da tiroide estava perto da borda.

O que mais me impressionou durante a consulta foi a calma e confiança com que ele me disse para "tocar a minha vida em frente". Em vez de reforçar o que deveria fazer para o câncer não voltar, enfatizou a saúde na qual me encontro agora. Senti sua clara intenção de cuidar para que eu não sentisse mais medo. Isso me tocou muito: a importância de aprendermos via confiança e não via medo. Para tudo na vida.

No final do dia, eu, Shirley, Jasmine, Lama Michel e Rocio voltamos ao templo onde está a estátua que chora, a de Chenrezig dos Mil Braços. Como é especial estar junto de amigos que rezam com você antes, durante e depois de um desafio. Agradeço a vocês todos cada pensamento, palavra e carinho enviados durante todo esse período!

Até breve! Bjs, Bel.

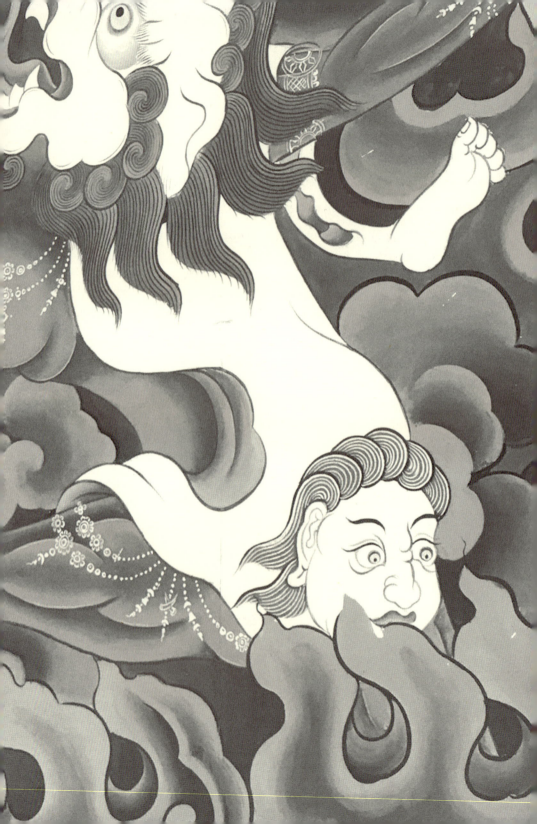

Capítulo 37

15 de setembro de 2017
A dor é inevitável, o sofrimento é opcional

Depois da cirurgia passaram-se mais de duas semanas até eu chegar ao Brasil. A viagem de volta para São Paulo com conexão em Doha (capital do Qatar) foi maravilhosa. Rocio e eu nos divertimos em passear pelos mercados árabes, onde pude comprar vários lenços para cobrir a cicatriz do sol. Estava muito quente, em média 38 graus.[74] Por isso, procurávamos ficar o menor tempo possível na rua.

Para minha surpresa, durante um almoço num restaurante de comida francesa, uma muçulmana viu minha cicatriz e me deu a dica de um óleo para ajudar na cicatrização. É incrível como não importam as diferenças culturais quando temos alguma doença física em comum. Ela conversou comigo como se já nos conhecêssemos há muito tempo. Visitamos também o Museu da Arte Islâmica. Imperdível. Parecia irreal estar visitando mais um lugar distante e conhecendo novas perspectivas de vida.

O meu ponto de dor naquele momento continuava sendo o pescoço. O curativo puxava levemente a pele, o que me impedia de manter a minha cabeça ereta. A dor muscular estava nos ombros e nos

---

[74] O verão em Qatar vai de maio a outubro e chega a 46 graus, com uma alta porcentagem de umidade.

| Afresco do Templo de Lungrig Rinpoche, Qinghai, Sichuan, Tibete, julho, 2017.

músculos peitorais. Quando cheguei a São Paulo, fiz várias sessões de massagem com Ana Paula Medeiros, que me ajudou a recuperar a postura correta do pescoço.

Esse foi um período para colocar em prática um ensinamento de Lama Gangchen Rinpoche, o qual diz: "A dor é inevitável, o sofrimento é opcional". Escutei Lama Gangchen Rinpoche dizer isso há mais de 25 anos, e naquele momento era meu real aprendizado.

Aos 13 anos de idade, Lama Michel Rinpoche também comentou sobre esse assunto em seu primeiro livro, *Uma jovem ideia de paz*: "Sofrimento é ter apego à dor. Uma coisa é termos dor e sofrer com isso; outra coisa é dizer: 'Está doendo, mas por que vou sofrer, passar mal?' Dor e sofrimento são coisas diferentes. Uma coisa é a gente ter dor, e outra é ter sofrimento. Você pode ter dor e não achar que ela é algo ruim, pode transformá-la."

Instintivamente, resistimos à dor. Isso é natural. Mas ainda assim podemos escolher como queremos lidar com nosso desconforto físico. O que aprendi com Lama Gangchen Rinpoche é que é possível enfrentar essa sensação sem interpretá-la como boa ou ruim. Ou seja, em vez de enxergar a dor como um erro, podemos encará-la como um fato, algo que temos simplesmente que atravessar.

Sei que isso não é fácil. Mas vale a pena refletir sobre o que pensamos a respeito de nossa dor enquanto ela está presente. Não é difícil notar que o modo como a interpretamos altera a sua intensidade. À medida que nos abrimos para aceitar nossa dor, mudamos a relação que temos com ela. O ato de perceber a dor sem resistir faz com que ela, aos poucos, se dissolva.

Chögyam Trungpa Rinpoche nos inspira a ter uma relação direta com a dor: "Se nos relacionarmos com a dor completamente, há uma enorme profundidade nela".[75] Ele nos convida a experienciar a dor na sua totalidade, no aqui e agora, em vez de lutar contra ela. Isto é, a ter uma maneira inteligente de nos relacionarmos com a dor: "Essa batalha entre você e a dor é desnecessária. Se você se tornar a dor completamente, então, sem você, a função da dor torna-se nada. O problema é que não experimentamos a dor como dor. Nós só experimentamos um desafio se vamos ser capazes de superá-la. É por isso que sentimos dor – porque sentimos que vamos perder o nosso território, e a dor vai nos levar [...]. Se desistirmos de lutar contra a dor e nos tornamos a dor completamente, então a dor somos nós, e nós somos a dor."

Eu me lembro do conselho que escutei de Chagdug Rinpoche[76] durante uma palestra que proferiu num hospital em São Paulo – que alivia a dor: "Quando a dor física estiver presente, leve toda sua atenção a 1 metro acima da altura de sua cabeça". De acordo com o método de Experiência Somática, podemos amenizar a dor ao nos concentrarmos na parte do corpo onde ela está ausente ou menos intensa, e depois, gradualmente, pendularmos o foco de atenção, ora na dor, ora onde ela está ausente. É notório como a dor começa a diminuir. Por experiência própria, posso dizer que ambas as técnicas funcionam.

---

75 TRUNGPA, Chögyam. *Orderly chaos*. Boston, EUA: Shambhala Publications, 1991, p. 20.

76 Chagdud Tulku Rinpoche (1930-2002) foi um Lama da escola Nyingma de budismo vajrayana tibetano. Era reconhecido como o 16º renascimento do abade do Mosteiro de Chagdud, o Chagdud Gonpa, no Tibete, e possivelmente um *terton*, isto é, um descobridor de tesouros da prática budista. Em 1995, estabeleceu-se no Brasil, construiu um centro de budismo tibetano no município de Três Coroas, no Rio Grande do Sul, denominado Chagdud Gonpa Khadro Ling, e fundou outros centros e grupos de prática no país.

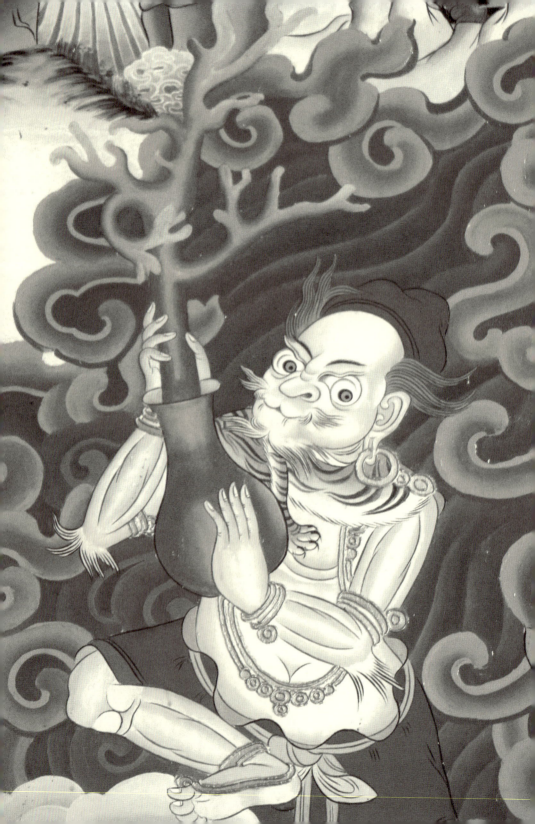

Capítulo 38

8 de outubro de 2017
Fazendo as pazes com a iodoterapia

Já fazia um mês que estava na minha casa, em São Paulo, e me sentia 70% recuperada. Precisava dar um tempo para tomar mais um fôlego antes de encarar a nova fase do tratamento. Tinha chegado o momento de fazer a iodoterapia.

A Dra. Paula Muti, médica e amiga de Lama Michel, com quem troquei vários e-mails, me explicou: "Ela é usada para remover vestígios de células cancerosas e tecido normal da tiroide que permaneceram no corpo. A terapia de iodo radioativo é a forma mais comum de terapia radioativa para câncer de tiroide. É indicada especificamente para câncer bilateral ou multifocal, diferenciado, da tiroide, tal como no seu caso. O tratamento com radioiodo é desenvolvido conforme as características específicas da lesão. Em termos específicos, baseia-se no volume e na agressividade biológica da lesão, na difusão das células cancerosas no nódulo linfático regional e na presença da difusão de células cancerosas para outros órgãos do corpo. No seu caso, o tratamento com radioiodo foi sugerido porque suas lesões bilaterais, pequenas e sem metástase, caracterizam-na como uma paciente de risco baixo a intermediário."

Afresco do Monastério de Chong Gu,
Parque de Yading, Sichuan, Tibete, agosto, 2017.

Em resumo, a estratégia é que o iodo funcione como uma isca. A célula tumoral capta o iodo, que tem propriedades radioativas, e é aniquilada, assim como eventuais restos tiróideos e em metástases que tenham contato com o iodo.

Todos com quem conversei – médicos e pessoas que já haviam passado pela iodoterapia – disseram-me que eu devia fazer. Que não era um *bicho de sete cabeças* como parecia ser. Sendo assim, não havia jeito.

A primeira preocupação que me vinha à mente quando pensava na iodoterapia era que no futuro o iodo radioativo aplicado pudesse causar outros cânceres. Mas o tratamento da iodoterapia já existe no Brasil há mais 60 anos e não há evidências de que isso possa ocorrer.

Porém, já me sentia mal só de pensar em tomar algo radioativo. Sendo assim, primeiro precisava fazer as pazes com essa sensação. Havia um bloqueio que me impedia até de pensar a respeito. Para tanto, optei por dois caminhos: conhecer o assunto mais profundamente e cultivar empatia por o que quer que eu estivesse sentindo. Se era um preconceito que me impedia de aceitar algo que poderia garantir minha saúde, tinha que começar por não ter resistência em aproximar-me dele.

O tamanho de nossas fantasias reflete o histórico de nossa própria vida. O fato de crescer com a informação de que a radiação causa câncer e naquele momento ter que usar radiação para curar o câncer era uma contradição que precisava entender melhor.

Os exercícios de focalização desenvolvidos pelo psicoterapeuta e filósofo americano Eugene Gendlin são perfeitos para nos ajudar a lidar com esse tipo de bloqueio. Eles nos levam a nos concentrarmos na sensação corporal que surge com relação a determinada questão. Por exemplo: penso na palavra *iodoterapia* e noto o que ocorre no meu corpo. Uma vez que reconheço essa "sensação percebida", denominada no método de focalização por *feltsense*, posso encontrar para ela uma imagem ou palavra que a represente. Assim, algo que antes era totalmente desconhecido e me perturbava passa a criar forma.

Não estamos familiarizados com nossas sensações corporais sutis. Fomos educados a pensar, mas não a sentir. Mas o corpo *sabe* de *algo* antes mesmo do pensamento ocorrer. Repito esse exercício nos momentos em que escolho estar introspectiva. É feito desta forma:

1. De olhos fechados, para aumentar a percepção corporal, concentre-se na situação que o desequilibra e faça esta pergunta: "O que me impede de me sentir bem?".

2. O próximo passo é permanecermos abertos para nós mesmos para notar o que quer que venha: sensações, imagens ou mesmo lembranças.

Fiz esse exercício por algumas semanas. Cada vez vinha algo diferente. Algumas vezes notava que estava conseguindo estar mais disponível tanto para iniciar o exercício como para aguardar o que ele me trazia. Foi como conseguir, aos poucos, amolecer algo muito duro e impenetrável.

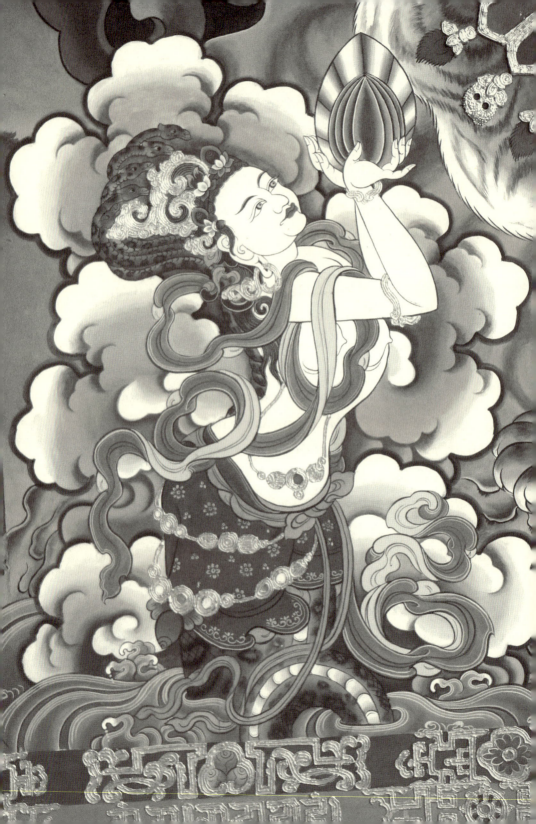

Capítulo 39

21 de outubro de 2017
Primeira consulta com o Dr. Paulo Luiz Aguirre Costa

Assim que entramos no consultório do Dr. Paulo Aguirre Costa, médico especialista em medicina nuclear do Hospital Sírio-Libanês, em São Paulo, Pete e eu notamos uma pedra que estava sobre a mesa. Segurei a pedra e fiz alguns rápidos comentários com Pete sobre ela. Não foi preciso muito tempo para identificarmos um prazer comum aos três: falar das histórias que as pedras nos contam.

Depois de explicar o "meu caso", o Dr. Paulo olhou meus exames e elogiou minha condição física no momento. Fígado, colesterol e açúcar no sangue estavam ótimos. A tiroglobulina,[77] que detecta a presença de células de tiroide (cancerígenas ou não), estava indetectável.

— Muito bom, é o que precisávamos saber — ele me disse tranquilamente.

---

[77] A tiroglobulina (TG) é uma proteína que funciona como o principal marcador tumoral do câncer diferenciado de tiroide (CDT). Segundo o Dr. Douglas Van Nostrand, em seu artigo "Selecionando a dosagem para 131i para ablação ou tratamento", "a eliminação de qualquer tecido tiroidiano normal remanescente faculta o uso dos níveis sanguíneos de tiroglobulina para monitorar você para qualquer progressão ou disseminação do câncer". In: NOSTRAND, D.V. (Ed.) et al. *Thyroid cancer – a guide for patients*. 2. ed. Pasadena, EUA: Keystone Press, 2010, p. 203.

Afresco do Monastério de Chong Gu,
Parque de Yading, Sichuan, Tibete, agosto, 2017.

Depois, retornou seu corpo na cadeira e por alguns longos segundos ficamos os três em silêncio. Em seguida, me perguntou:

— O que você quer fazer agora?

Levei um leve susto com a pergunta. Respondi:

— Eu não tenho condições de responder a essa pergunta. Como já lhe disse, sempre relutei com a ideia da iodoterapia, mas se for mesmo preciso fazê-la, tenho que aceitá-la.

Compreendo que quando um médico nos pergunta "o que você decide?", acredito que está nos perguntando: "Você confia em mim?".

Em minha última consulta com o Dr. Tian Wen, ele também havia me dito que fazer a iodoterapia seria uma decisão minha. Depois insistiu para que eu fizesse a iodoterapia com a dose mínima de 30 mCi (milicuries) por ter tido um nódulo maligno muito perto da borda da tiroide esquerda.

O Dr. Paulo Aguirre foi firme e direto ao me dizer que não acreditava em doses mínimas. Iria aplicar 100 mCi. Quando os médicos simplificam demais algum assunto é porque aquilo é muito complicado para nós, pacientes, entendermos – é assim que eu entendo. Então, cabe a nós nos entregarmos com confiança ao que eles nos propõem.

Sobre a dosagem ideal de iodo a ser ingerido, o Dr. Douglas Van Nostrand esclarece no artigo "Selecionando a dosagem para 131i para ablação ou tratamento", do livro *Thyroid cancer – a guide for patients*: "Para doses de ablação remanescentes, as quantidades variam de 30 mCi a 150 mCi. Embora os médicos recomendem diferentes doses entre os intervalos, essas disparidades não devem ser interpretadas como inconsistências. A gama de dosagem acima é relativamente estreita, e a diferença nas recomendações será novamente baseada em como cada médico pesa os vários fatores."[78]

Quando soube que teria que tirar minha tiroide, não havia a possibilidade de *não* operar. Mas com a iodoterapia me deram uma brecha para eu poder decidir, ou pelo menos ter tempo para tomar uma decisão.

O Dr. Paulo me pediu novos exames e disse que conversaríamos mais na consulta da semana seguinte. Foi interessante manter um espaço em aberto sob a tutela da opinião médica, pois pude manter a calma frente à iodoterapia.

---

[78] In: NOSTRAND, D.V. (Ed.) et al. *Thyroid cancer – a guide for patients*. 2. ed. Pasadena, EUA: Keystone Press, 2010, p. 221.

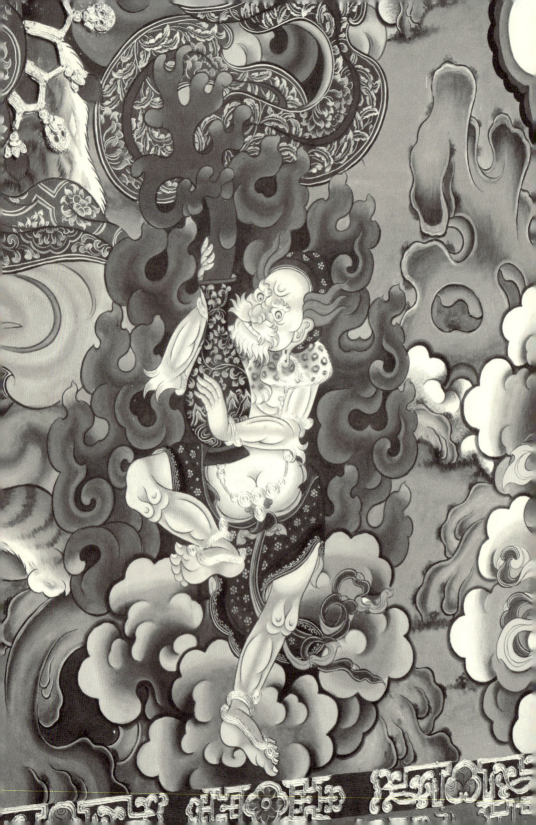

Capítulo 40

27 de outubro de 2017
Segunda consulta com o Dr. Paulo Luiz Aguirre Costa

Notei que meu corpo estava quase calmo quando disse ao Dr. Paulo: "Ok, podemos fazer a iodoterapia no dia 24 de novembro". Não era claro para mim que me sentiria assim, tranquila.

Durante a consulta, Pete segurou a minha mão e manteve-se em silêncio. Saber que ele confia em minhas decisões também me ajudou a me sentir segura.

Quando saímos, ele me perguntou:

— Você está bem?

— Sim, estou bem. Com vontade de chorar, mas estou bem. A única palavra que me vem à cabeça agora é *sorry*.

Minha mente já havia aceitado o que tanto relutava, mas naquele momento meu corpo não tinha forças nem para chorar. O silêncio entre Pete e mim naquele momento permitiu que a gente continuasse se comunicando.

Afresco do Monastério de Chong Gu,
Parque de Yading, Sichuan, Tibete, agosto, 2017.

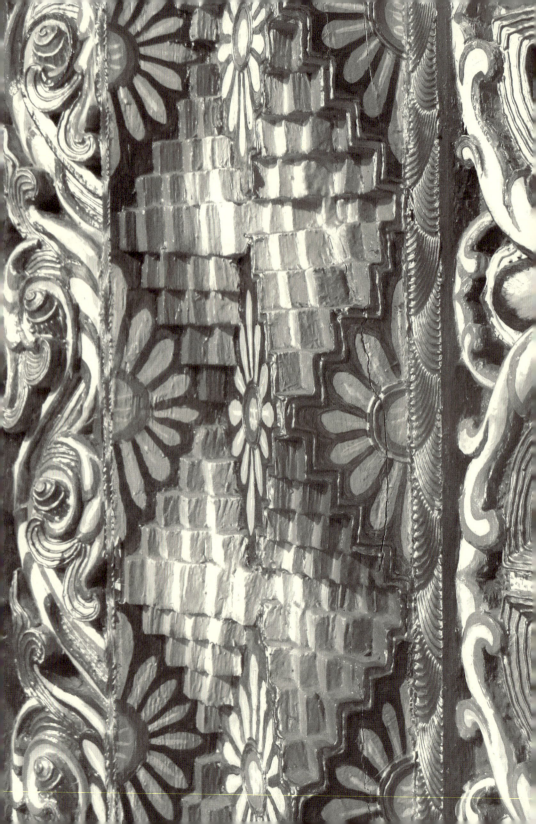

Capítulo 41

10 a 20 de novembro de 2017
Preparativos para a iodoterapia

Basicamente, há três preparativos para a iodoterapia: uma alimentação com baixo teor de iodo, parar de tomar a levotiroxina dez dias antes da aplicação do iodo e receber duas injeções de Thyrogen nos dois anteriores à internação.

Inicialmente, não conseguia entender a diferença entre o iodo presente nos alimentos e o iodo radioativo. De alguma maneira isso me desorientava. Talvez isso não seja um ponto importante a esclarecer, mas confesso que ter entendido a diferença entre eles me deu um certo bem-estar. Sabe quando finalmente entendemos *que uma coisa é uma coisa, e outra coisa é outra coisa*?

No livro *Thyroid cancer – a guide for patients*, o Dr. Kenneth Burman explica: "O iodo é um elemento químico encontrado em uma variedade de alimentos e agentes químicos, como o corante de contraste do exame radiológico (raios X). Na sua forma não radioativa, o iodo tem um peso molecular de 127u, os médicos se referem a esse elemento como 127I. A natureza e os humanos modificaram essa substância em formas adicionais (isótopos de iodo-127) que são utilizadas para o diagnóstico e recuperação de doenças clínicas. Qualquer forma de iodo, exceto 127I, é considerada radioativa. O agente mais

Afresco do Monastério de Chong Gu,
Parque de Yading, Sichuan, Tibete, agosto, 2017.

comumente usado para exames de tratamento e acompanhamento em pacientes com câncer de tiroide é 131I".[79]

Ou seja, o iodo encontrado nos alimentos é o 127I, e o que seria ingerido na iodoterapia, o 131I.

A dieta foi muito fácil, pois basicamente trata-se de substituir o sal iodado por um sem iodo e não consumir nenhum produto industrializado. O Dr. Paulo me disse para evitar peixes e frutos do mar, gema de ovo, verduras escuras, como alcachofra, repolho, espinafre e agrião, e reduzir os laticínios em geral. Praticamente, o que fiz foi deixar de ir ao supermercado!

Ele enfatizou que eu devia "pegar leve":

— Não existem alimentos proibidos, mas você deve evitar esses ao máximo.

O objetivo dessa preparação é otimizar o tratamento com o iodo 131I: quanto menos iodo eu tivesse no corpo, mais faminta por iodo ficaria a célula cancerígena.

Os outros dois preparativos foram diminuir o hormônio tiroidiano T3 – por meio da retirada da levotiroxina – e tomar duas injeções de Thyrogen.

A injeção de Thyrogen (tirotropina alfa) serve tanto para tratar quanto para ajudar a detectar o câncer da tiroide. Ela é um TSH[80] "sintético". Quando usada em conjunto com uma dose de

---

[79] In: NOSTRAND, D.V. (Ed.) et al. *Thyroid cancer – a guide for patients*. 2. ed. Pasadena, EUA: Keystone Press, 2010, p. 121.

[80] Dotironina (T3) e a tiroxina (T4), responsáveis pela regulação do metabolismo ao transformar nutrientes em energia.

rádio-iodo, entre 30 mCi (1,1 GBq) e 100 mCi (3,7 GBq), ajuda na ablação (extração) do tecido da tiroide remanescente em doentes que foram submetidos à tiroidectomia total.

Com o Thyrogen, os rins expulsam o iodo radioativo mais rapidamente.[81]

Além disso, o Thyrogen estimula o tecido da tiroide a captar o iodo, facilitando assim a realização de exames, como ressonância magnética ou tomografia, nos quais é necessário produzir imagens com radioiodo.[82]

Pensei que ficaria uma "lesma ambulante" sem a reposição do hormônio da tiroide, a levotiroxina, mas confesso que não senti grandes mudanças. O Dr. Paulo já havia me avisado que eu teria estoque de hormônio da tiroide suficiente para me sentir bem. Talvez mais distraída. Notei isso quando descobri que tinha colocado o meu pijama no lixo de reciclar papel em vez de na máquina de lavar. Tudo bem que ficam perto um do outro. Só me dei conta do lapso quando fui jogar papel no lixo e achei o pijama. A partir daí, fiquei mais ligada aos meus "desligamentos".

---

[81] In: NOSTRAND, D.V. (Ed.) et al. *Thyroid cancer – a guide for patients*. 2. ed. Pasadena, EUA: Keystone Press, 2010, p. 226.

[82] Disponível em: <www.tuasaude.com/thyrogen/>. Acesso em: 26 abr. 2018.

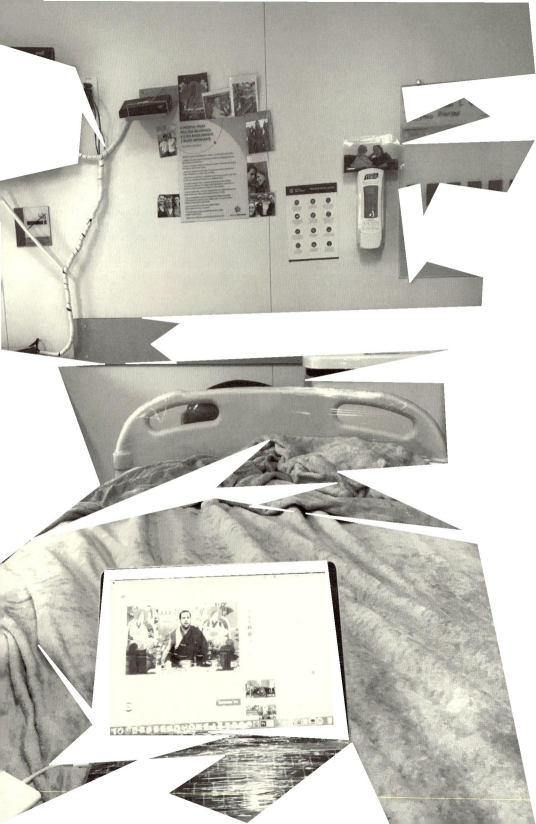

Capítulo 42

21 a 25 de novembro de 2017
Iodoterapia

Na terça-feira à noite, fui internada e, no sábado de manhã, recebi alta. Precisei dormir no hospital porque o processo da iodoterapia começa às 5 horas da manhã.

Pete e Fê foram checar como era o quarto. De alguma forma, percebo que cada um imaginava algo diferente mesmo se tratando de um quarto normal de hospital. Assim que eles foram embora, coloquei suas fotos na parede junto com outras significativas para mim.

Antes de adormecer, lembrei da noite no Hospital 301 e repassei em minha mente todo o caminho que tinha percorrido até então.

Tive um sonho de autoacolhimento. Sonhei que estava numa clínica de recuperação pós-cirúrgica. Não conseguia abrir os olhos porque a luminosidade era intensa demais. Entretanto, estava numa roda de conversas em que todos estavam livres para dizer, sem filtros, tudo o que pensavam. Eu falava, e eles validavam:

— É isso mesmo.

Acordei rindo, me senti como mãe de mim mesma consolando o lamento de minha criança desolada com algo que haviam lhe feito.

| Hospital Sírio Libanês, São Paulo, Brasil, novembro, 2017.

Às 5 horas me acordaram para preparar a veia que iria receber as medicações. Uma enfermeira me disse:

— Daqui a pouco o Dr. Aguirre vem. Ele é um furacão. Igual há 18 anos.

De fato, pontualmente às 5h30 da manhã, o Dr. Aguirre chegou bem-disposto, acompanhado da enfermeira. Ambos estavam vestidos com aventais de proteção antirradiação.

A fórmula mágica contendo 100 mCi era um minividrinho com um minicanudinho, tão fininho que nem dava para imaginar que dele viria algo tão poderoso.

— Dá um puxão — ele me disse.

Depois, o Dr. Paulo me pediu para eu me sentar para medir minha radiação:

— Está tudo certo. Pode voltar a descansar.

Simples assim. Pensei: "Se algo pode ser tranquilo, por que me amedrontar? O que temer? Está tudo bem."

Voltei a dormir até as 9 horas, quando me trouxeram dois copos de suco de laranja.

Em vez de tomar água, o Dr. Paulo indica comer muitas frutas: abacaxi, laranja, *kiwi*...

Os dias se passaram tranquilamente. Não tive enjoo nem dor de cabeça e nenhum outro sintoma mencionado nos artigos que tinha lido na internet. Foi tudo bem!

Nem posso dizer que me senti isolada, pois as enfermeiras e o Dr. Paulo vieram me visitar inúmeras vezes para checar se eu estava bem ou para administrar alguma medicação.

Passei três dias fazendo o que gosto: tricotar escutando mantras ou ouvindo os ensinamentos do Lama Michel por *streaming* – NgalSo Ganden Nyengyu no YouTube. Além de ler, escrever e ver filmes na Netflix.

Os dias passam muito rápido quando podemos circular livremente dentro de nós mesmos.

Antes de receber alta, fiz um último procedimento, a cintilografia PIC (Pesquisa de Corpo Inteiro). Levou 50 minutos para a máquina escanear todo o meu corpo em busca de localizar se havia ainda qualquer resquício de células cancerígenas. Mantras e imagens de cura circulavam livremente na minha mente.

— Pronto, terminou. Está tudo bem, a senhora está liberada. Já pode ir para casa. Mas como seus hormônios ainda estão baixos, deve procurar não estar entre muitas pessoas, pois isso a irritará — disse-me o Dr. Paulo, num tom de despedida.

Ah, ok! Como estava numa cadeira de rodas, pedi para a enfermeira me deixar um pouco sozinha numa antessala antes de retornarmos para o quarto. Precisava descarregar imediatamente. Chorei feito criança num misto de alívio com alegria até me acalmar e ouvir chegar a mim um pensamento adulto: "Ei, agora você terminou o tratamento. Mudou de *status*. Pode voltar a dizer que está saudável."

Voltei para o quarto e fiquei emocionada em encontrar Pete.

O dia estava ensolarado. No carro, lembrei-me do meu sonho na primeira noite do hospital, em que a luminosidade era intensa demais. Ainda preferia a penumbra.

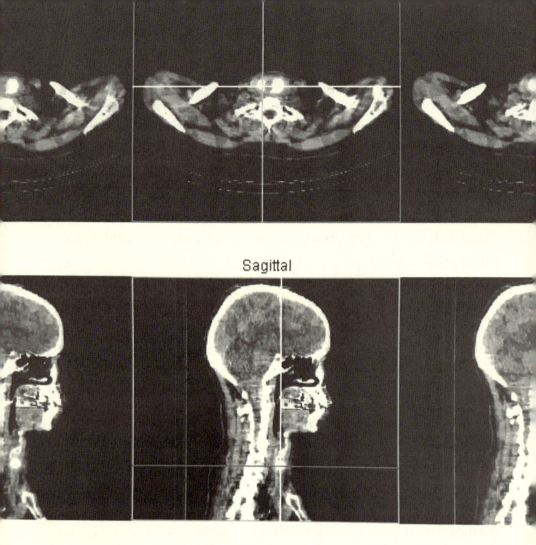

Sagittal

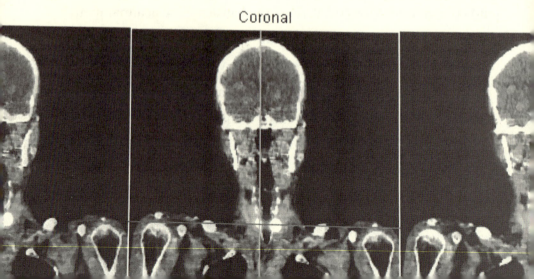

Coronal

Capítulo 43

26 de novembro a 6 de dezembro de 2017
Pós-iodoterapia

Após a iodoterapia, tirei dez dias para descansar em nosso sítio Vida de Clara Luz, em Itapevi, no interior de São Paulo. Apesar de o Dr. Paulo Aguirre não ter me alertado sobre manter uma certa distância física de Pete, procuramos nos manter afastados 2 metros um do outro nos quatro primeiros dias. O que eu havia entendido conversando com as enfermeiras durante a internação no hospital é que eu poderia "queimar" a tireoide dele com a minha radioatividade. A radioatividade do iodo-131I tem o alvo direcionado para as células da tireoide, portanto, não era uma questão de correr o risco de contaminar tudo e todos de maneira generalizada. O período de maior contaminação já havia passado, mas a sensação de que poderia causar danos a Pete era muito ruim. Manter a distância fazia parte do nosso ritual de consciência do que estávamos vivenciando.

Não resisti à tentação de comprar um novo brinquedo: um medidor de radioatividade para ser acoplado ao iPhone – o Smart Geiger Pro (SGP-001 Nuclear Radiation Detector Counter for Smartphone iOS). Não que fosse necessário, mas queria acompanhar o que estava acontecendo com o meu corpo e as coisas que tocava. Media todos os dias minhas roupas, a toalha de banho, minha barriga, meus pés, os livros

| Exame de cintilografia PIC (Pesquisa de Corpo Inteiro).

em que mexia, a caneta que usava, o tricô que tricotava. Todos os dias caía mais um pouquinho. Um dos meus combinados com Pete é que voltaríamos a dormir juntos quando a minha dosagem tivesse caído pela metade. Como o iodo-131I tem uma meia-vida de oito dias, ou seja, a cada oito dias a sua existência cai pela metade, passamos a dormir na mesma cama 16 dias após eu ter recibo a dose inicial.

Talvez tenha sido um cuidado excessivo, mas estávamos conscientes de que manter uma distância parecia bem razoável. A Dra. Paula Muti havia me dito que os cuidadores adultos podem ficar a menos de 1 metro durante intervalos curtos. Em geral, o paciente tratado deve ser orientado a evitar transporte público e a não ficar muito tempo em locais públicos.

Ao ler o artigo *Radioactivity and radiation*,[83] do Dr. John Glenn, sobre a diferença entre a radioatividade e a radiação, compreendi que pode haver radioatividade sem uma dose de radiação perigosa. Isso me ajudou a não me sentir uma Chernobyl ambulante. "Radioatividade e radiação são dois conceitos estreitamente relacionados, mas a distinção entre eles é muito importante para determinar métodos para proteger você e seus entes queridos dos efeitos de qualquer um deles. A radioatividade é um 'material' composto de átomos, como você é, sua casa, sua comida e tudo mais que você pode ver, sentir, provar, cheirar ou tocar. Você pode obter radioatividade dentro ou sobre você. A radioatividade indesejada em uma pessoa ou coisa é chamada de contaminação. Os átomos radioativos são diferentes dos

---

[83] GLENN, J. Radioactivity and radiation. In: NOSTRAND, D.V. (Ed.) et al. *Thyroid cancer – a guide for patients*. 2. ed. Pasadena, EUA: Keystone Press, 2010, p. 249.

outros átomos, uma vez que podem decair e liberar energia sob a forma de radiação. A radiação significa transportar pequenos feixes de energia de um lugar para outro. A luz de uma lanterna é radiação. O aparelho de micro-ondas que cozinha sua comida é radiação. O calor que aquece seu rosto diante de uma lareira é radiação. As partículas atômicas liberadas pelo Sol como vento solar são radiação. A energia da radiação frequentemente é emitida em ondas, como raios X, raios gama ou alfa ou partículas beta. Você pode estar exposto à radiação, mas não ser contaminado por ela. Em outras palavras, radiação é um evento, e não uma substância."

A questão importante é saber que a radioatividade em si não é o problema, mas sim a sua intensidade, quantidade e a sensibilidade individual daquele que está exposto a ela. "Qualquer tipo de radiação pode ser perigoso, apesar de que doses moderadas podem ser bem-vindas e até mesmo reconfortantes. Uma luz brilhante pode ajudá-lo a ler, mas se você olhar diretamente para a luz, pode ficar cego. O calor do Sol pode gerar uma sensação de bem-estar na sua pele, mas a exposição excessiva pode queimar e causar câncer de pele. Altas doses de radiações de micro-ondas podem cozinhar você. Uma dose muito alta de radiação ionizante pode causar queimaduras, perda de cabelo ou um número reduzido de células sanguíneas",[84] ressalta o Dr. John Glenn.

---

84 GLENN, J. Radioactivity and radiation. In: NOSTRAND, D.V. (Ed.) et al. *Thyroid cancer – a guide for patients*. 2. ed. Pasadena, EUA: Keystone Press, 2010, p. 250.

Mais uma vez, recorri à Dra. Paula Muti com mil e uma perguntas, pois sentia falta de conversar sobre o assunto: "O que ajuda a eliminar a radiação? Sauna? Praia? Minha cama vai ficar contaminada? Você tem alguma sugestão para evitar isso? Meus itens pessoais, como telefone, óculos, cadernos, canetas, computador, toalha de banho, lençóis, talheres, xícaras etc., vão ficar contaminados?".

A Dra. Paula respondeu a todas elas:

— Você deve beber muita água. Essa é a forma mais eficaz de eliminar a radiação. O 131I é eliminado pelos rins. Você se torna uma fonte de radioatividade, mas na água a radiação se dilui. Para evitar a contaminação de outras pessoas, você deve ser cuidadosa em sua higiene pessoal, secando qualquer superfície que possa ficar contaminada pela urina, fezes, vômitos, sangue ou suor durante 48 horas após o tratamento. Aparelhos de exercício devem ser limpos com toalhas descartáveis. Roupas de cama ou de exercício podem ser lavadas em máquina. Pratos e utensílios podem ser lavados à mão ou numa lava-louças. Resíduos físicos podem ser eliminados pelo vaso sanitário. Você deve induzir a evacuação, até com laxante, se necessário. Não estou certa sobre a sauna, porque você vai ficar bem cansada como efeito colateral da radioterapia. Eu não faria sauna.

— É melhor ir para a praia ou para o campo? — perguntei.

— Campo. Eu evitaria expor a pele e o corpo à radiação solar adicional.

— Após quanto tempo você acha que posso manter relações sexuais?

— Creio que após 48 horas a maior parte da radiação terá se esvaído. Há poucos dados para avaliar os benefícios protetores dessas precauções. Num estudo com trinta pacientes ambulatoriais com câncer de tiroide que receberam de 75 a 150 mCi (2.775 a 5.550 GBq) de 131I, a exposição dos membros da família foi mínima quando as precauções foram seguidas. Os pacientes foram orientados a dormirem sozinhos, beberem bastante líquido e evitarem contatos pessoais íntimos e prolongados com membros da família durante dois dias após o tratamento. O acompanhamento com os familiares e animais de estimação demonstrou que as doses encontradas ficaram bem abaixo do limite (5.0 mSv) recomendado pela Comissão de Regulação Nuclear (NRC) dos Estados Unidos.

Os dez dias se passaram tranquilamente. O único mal-estar que tive era arrotar de vez em quando. Parecia estar expulsando minimonstros para fora algumas vezes ao dia. Aproveitei para começar a escrever este livro. Anotações, gravações em áudio, fotos, havia um bom material reservado para usar naquele momento. Sem pressa, havia muito a dizer.

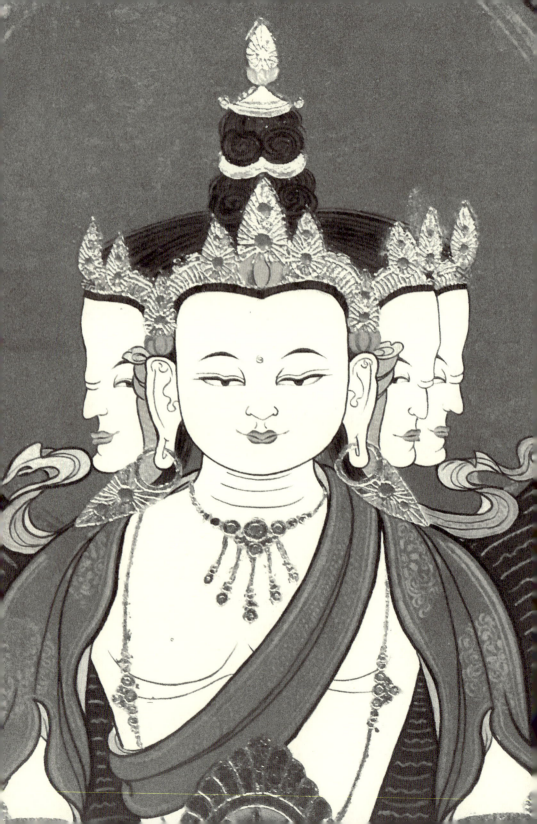

Capítulo 44

29 de janeiro de 2018
Troca de informações esclarecedoras com o Dr. Tian Wen

Certas dúvidas permaneceram ao longo de alguns meses após a cirurgia. Por isso escrevi para o Dr. Tian Wen, o médico-cirurgião que me operou em Pequim. Fiquei muito feliz ao receber sua rápida resposta por e-mail. Lembrei-me do quanto ele se mostrou disponível em manter contato comigo quando nos despedimos na minha última consulta. Compartilho suas respostas, incluindo minhas perguntas:

Fiquei muito contente em saber da sua boa recuperação da doença. Como médico que conhece e trata de milhares de pessoas que sofrem de câncer da tiroide, ainda me sinto inspirado por sua coragem e otimismo para superar o medo dessa doença. Escrever sobre sua experiência e seus sentimentos durante o processo de diagnóstico e de cura é bom para ajudar os outros a se livrarem da sombra do câncer e enfrentarem o problema da vida e da morte. Será um grande prazer se minhas respostas puderem ajudar:

1. O que poderia ter me acontecido se esse câncer papilar na tiroide não tivesse sido diagnosticado?

Você não sentiria desconforto até que ele ficasse grande e pressionasse, destruísse e bloqueasse os órgãos próximos, com metástase de pontos distantes.

Depois, feridas graves, dificuldade para engolir e respirar, rouquidão, hemoptise, edema facial e até sufocamento iriam acontecer. Como tumor de baixo potencial maligno, o câncer papilar da tiroide cresce lentamente, mas ainda assim pode invadir e danificar os tecidos vizinhos, como traqueia, esôfago, vasos e nervos, com metástase dos nódulos linfáticos.

2. Quantos anos um nódulo de um centímetro pode ter levado para crescer?

É muito difícil dizer, independentemente do tamanho, pois ele depende de condições diferentes, como genética individual, situação de vida, hábitos alimentares etc.

3. Li um artigo neste site: www.cancer.org, que diz: "Para algumas pessoas, o câncer de tiroide pode nunca desaparecer completamente. Essas pessoas podem obter tratamentos regulares com quimioterapia, radioterapia ou outras terapias para ajudar a controlar o câncer." Você pode explicar mais sobre isso?

Seja ou não câncer da tiroide, o que os cirurgiões fazem é remover apenas o tumor visível, mas ninguém pode garantir a eliminação de todas as células cancerosas. Em função de suas características biológicas, de invasões e metástases desde o princípio, podem restar células cancerosas residuais após as operações. Assim, devemos lidar com elas com quimioterapia, radioterapia e exames regulares para prevenir a recorrência.

4. No meu caso, tirei toda a tiroide porque eu tinha nódulos nas duas glândulas. Na glândula esquerda era de apenas 0,4 centímetro, mas estava perto da fronteira, enquanto o nódulo da direita era maior e sólido. Mas ambos eram papilares, ou seja, malignos. O próximo da fronteira era mais perigoso, apesar de menor?

Sim, ele era mais perigoso. Pois uma vez que rompesse o limite da fronteira, sua extensão ficaria fora de controle.

Sinceramente, aprecio sua confiança e espero que meus esclarecimentos tenham sido úteis. Se tiver quaisquer dúvidas adicionais, por favor, sinta-se à vontade para entrar em contato comigo. Aguardo o lançamento de seu novo livro e desejo--lhe boa saúde.

Dr. Tian Wen
Pequim, 29 de janeiro de 2018.

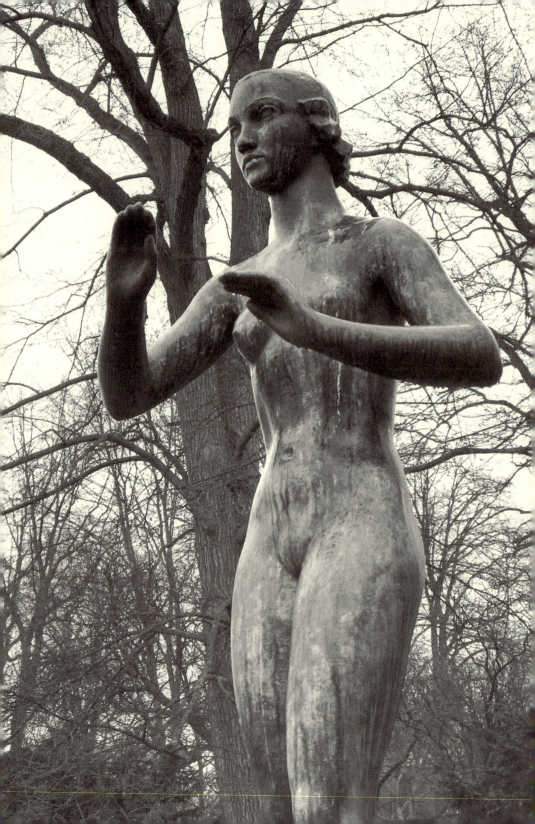

Capítulo 45

Dezembro de 2017 e janeiro de 2018
Ajustes

Vinte dias após a iodoterapia, refiz meus exames a pedido da endocrinologista Dra. Claudia Cozer. Ao ver os resultados, ela concluiu que eu estava bem e poderia manter a dose da levotiroxina em 125 mcg. Mas, com o passar dos dias, eu sentia que ainda não estava ok. Precisava de novos ajustes, pois andava distraída. Não me sentia ancorada. Presente. Levei um grande susto no dia em que atravessei um sinal vermelho seguindo instintivamente uma moto. Por pouco não bati num carro que estava atravessando o sinal verde. Poderia ter sido algo sério. Senti a adrenalina subir no meu corpo ao escutar a buzina. Depois desse dia, comecei a considerar não dirigir enquanto não estivesse 100% bem.

Na mesma semana tive uma consulta com o psiquiatra Dr. Sergio Klepacz,[85] com quem faço o tratamento de reposição hormonal bioidêntico[86] para a menopausa. Ele me falou sobre a possibilidade de complementar o meu tratamento com um hormônio bioidêntico da

---

85 Disponível em: <https://www.hospitalsiriolibanes.org.br/hospital/especialidades/centro-diabetes/Paginas/claudia-cozer.aspx>. Acesso em: 27 abr. 2018.

86 Hormônios bioidênticos são substâncias hormonais que possuem exatamente a mesma estrutura química e molecular encontrada nos hormônios produzidos no corpo humano.

| Estátua em Helsinque, Finlândia, abril, 2018.

tiroide, conhecido pelo nome de Armour Thyroid. Explicou também por que a dose de 125 mcg de levotiroxina que eu estava tomando era baixa, mesmo o meu exame de sangue indicando que o meu TSH estava bom:

— O T4 não é um hormônio ativo, mas sim um pró-hormônio. O verdadeiro hormônio ativo da tiroide chama-se T3 (tri-iodotironina). A tirosina, um aminoácido ingerido na dieta, é absorvida pela tiroide e lá incorpora o iodo na molécula, formando o T4, conhecido por tetraiodotiroxina. No fígado e em outros tecidos periféricos, o T4 transforma-se em T3, que tem a ação metabólica em praticamente todas as células do organismo. Em pacientes que fizeram a retirada total da tiroide, existem várias maneiras de repor o hormônio tiroidiano. Prefiro associar o T4 com o T3 numa formulação ou usar o Armour Thyroid,[87] um hormônio bioidêntico manipulado a partir da tiroide suína dessecada. O que me parece mais fisiológico, ou seja, respeita mais as demandas do organismo.

Inicialmente, resisti à ideia de tomar um remédio que tem origem na tiroide dessecada do porco. No mínimo, é um tanto estranho. Mas, depois, pensei que, na realidade, não havia por que criar um preconceito com isso.

Concluí que não me restava apenas ajustar a dose da levotiroxina, mas também com quem faria o tratamento! A busca por outras alternativas de tratamento fez com que eu estivesse à deriva por um bom período. Mas isso fez parte da minha busca por saber mais sobre algo

---

[87] Disponível em: <http://www.armourthyroid.com>. Acesso em: 27 abr. 2018.

que ainda não é bem divulgado, como é o caso da reposição bioidêntica do hormônio tiroidiano.

Aproveitando que faria uma viagem de férias para Nova York já programada havia meses, marquei uma consulta com a Dra. Maria Tulpan,[88] filiada ao Lenox Hill Hospital, que trabalha com o Armour Thyroid.

Nesse meio-tempo, voltei a falar com a Dra. Ninon, colocando-a a par do que estava acontecendo. Era um tempo de ajuste para um novo olhar. No meu retorno ao Brasil, gostaria de compartilhar com ela o que o Dr. Sergio Klepacz e a Dra. Maria Tulpan sugeriram e assim dar seguimento ao meu tratamento.

---

[88] Disponível em: <http://www.mariatulpanmd.com>. Acesso em: 27 abr. 2018.

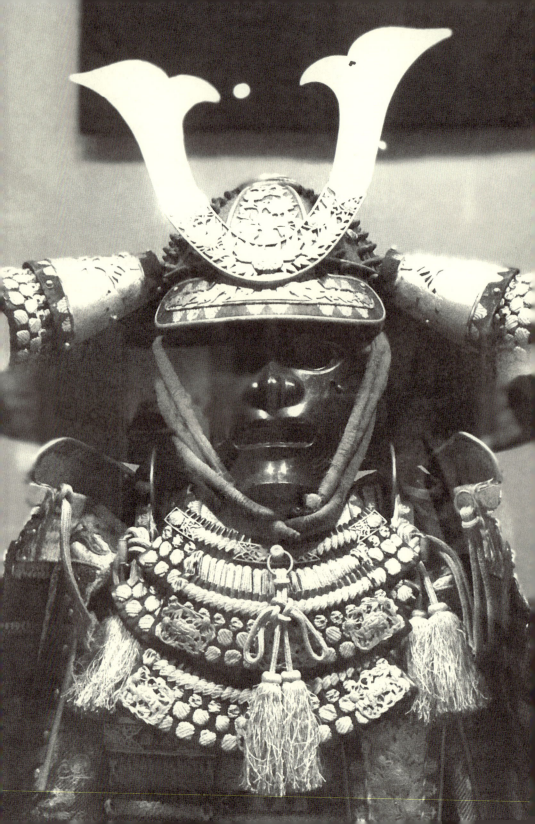

Capítulo 46

20 de fevereiro de 2018, Nova York
Armour, um hormônio bioidêntico

Após relatar à Dra. Maria Tulpan meu interesse em fazer a reposição hormonal da tiroxina com um hormônio bioidêntico e que no Brasil não havia tal possibilidade, ela se mostrou surpresa.

— Você tem certeza? Aqui nos Estados Unidos esse tratamento é muito comum. O Armour Thyroid é uma medicação antiga, é um extrato da glândula da tiroide suína. Ele veio antes do hormônio sintético, a levotiroxina. Receito para a maioria dos meus pacientes que passaram pela cirurgia de remoção da tiroide ou que fizeram a ablação por iodo radioativo da tiroide, devido ao câncer ou a outras doenças. Indico a combinação da terapia do T3 com o T4 com o Armour Thyroid ou de outras marcas, pois há muitas opções aqui nos Estados Unidos. Noto que, de fato, falta algo para os pacientes que tomam apenas o T4 por meio da levotiroxina. Mas se você vive no Brasil, como vai ter acesso à medicação?

Armor (Gusoku) Myōchin Munsesuke, 1688-1735.
Metropolitan Museum. Nova York, fevereiro, 2018.

Esse era meu desafio naquele momento. A Dra. Maria Tulpan me deu uma amostra para eu testar por uma semana, antes de comprar o suficiente para trazer para o Brasil por três meses. Mas mesmo que eu conseguisse ir até lá a cada três meses para comprar a medicação, seria loucura manter esse ritmo pelo resto de minha vida. Teria que conseguir essa medicação no país onde vivo!

Meu avô Luiz Villares escreveu certa vez uma frase num livro de memórias, que aqui cabe muito bem: "Neste mundo tão misterioso e complexo é necessário olhar para longe para se compreender o que está perto de nós". Tive a sensação que precisei ir muito longe para buscar algo que talvez encontrasse perto de mim.

Quando contei, por WhatsApp, para o Dr. Sergio o que a Dra. Maria havia dito, para minha *surpresa* ele me disse que poderia manipular uma fórmula semelhante ao Armour numa farmácia de manipulação associando o T3 ao T4. Quando falamos sobre isso no Brasil, não havia entendido essa possibilidade, no entanto, continuou valendo o empenho de ir atrás de algo melhor. Deixei para encontrar tal farmácia no meu retorno ao Brasil.

Uma vez a par dessa possibilidade, comecei a procurar por novas informações. A explicação que mais buscava encontrei no artigo "Estratégias naturais para dar suporte à função da tiroide", escrito pelo médico americano Dr. Joseph Mercola: "A tiroide dessecada natural (TDN) é uma medicação que precisa de receita e pode igualmente ser chamada de tiroide natural, extrato de tiroide ou pelo nome das marcas Nature-Thyroid ou Amour Thyroid. A TDN contém T4, T3, cálcio e outros elementos que uma glândula tiroide natural produziria. Num estudo de cruzamento aleatório, duplo-cego, pesquisadores compararam a TDN com a levotiroxina em 70 pacientes, com idades entre 18 e 65 anos, que sofriam de hipotiroidismo primário. Os pacientes tomaram uma das duas medicações por 16 semanas. Posteriormente, os pacientes foram questionados sobre o que prefeririam e quase 50% preferiram a TDN, contra 19% que preferiram a levotiroxina. Aqueles que tomaram a TDN perderam uma média de 3 quilos, enquanto aqueles que tomaram levotiroxina não perderam peso. Outro estudo, publicado no *New England Journal of Medicine*, demonstrou que um suplemento natural de tiroide era melhor para o controle do funcionamento mental, pois forneceu tanto T3 quanto T4; o T3 realiza 90% do trabalho dos hormônios tiroidianos. Se o seu médico ou endocrinologista não considera trocar seu tratamento da levotiroxina para um preparado de TDN, você pode compartilhar esse artigo e algumas das pesquisas disponíveis com ele, uma vez que um preparado sintético raramente é a melhor escolha para tratar o hipotiroidismo."[89]

Nesse meio-tempo, também me inscrevi num site americano de apoio aos pacientes com câncer de tiroide – Thyroid Cancer Support Group and Discussion Community.[90] Fiquei bem satisfeita ao ler um depoimento que relata a experiência com a inclusão do uso do T3 – o hormônio oferecido pela Armour além do T4 – também na forma sintética (*liothyronine*):

---

[89] Disponível em: <https://portuguese.mercola.com/sites/articles/archive/2017/10/10/sintomas-relacionados-a-medicamentos-para-tircoide.aspx>. Acesso em: 27 abr. 2018.

[90] Disponível em: <www.inspire.com>. Acesso em: 27 abr. 2018.

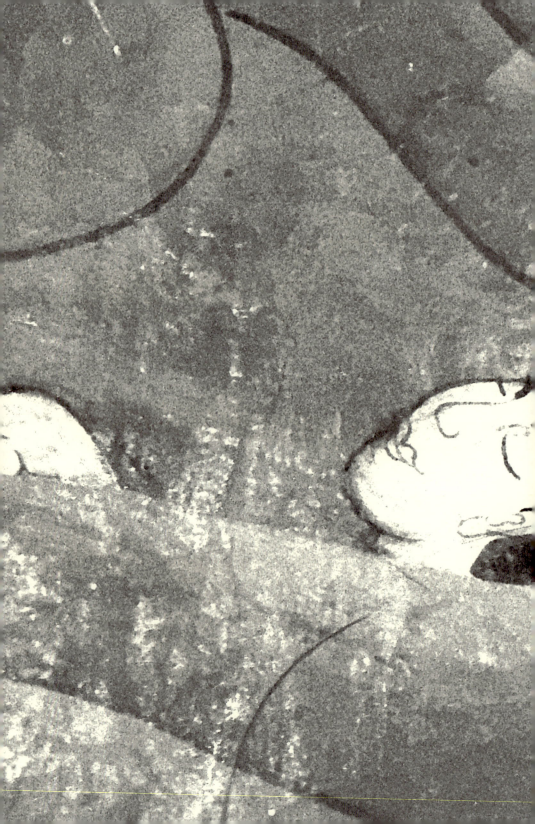

"Eu concordo com o seu pressentimento de que as mudanças de humor não são necessariamente ou exclusivamente de origem psicológica nem baseadas em experiências vividas, mas na verdade elas podem, pelo menos em parte, ou talvez em grande parte, ser devido a uma dose de levotiroxina que não é ideal para você. Eu concordo com o Biomed [clínica] que a sensação de pavio curto e o mau humor podem ser um sinal de que o T4 está muito alto. Esse foi o meu caso. O que me ajudou foi reduzir a dose de T4 (levotiroxina) e adicionar uma pequena quantidade de T3 (*liothyronine*). Foi fundamental para entrar na estrada que me fez me sentir melhor e normal. Desejo tudo de bom para vocês e obrigada por nos manter informados."

Só me restava aproveitar que ainda estava em Nova York e ir a uma farmácia para comprar o Armour Thyroid receitado pela Dra. Maria Tulpan para um tratamento de três meses. Me sentia animada por estar diante dessa nova oportunidade.

Afresco do Monastério de Chong Gu, Parque de Yading, Sichuan, Tibete, agosto, 2017.

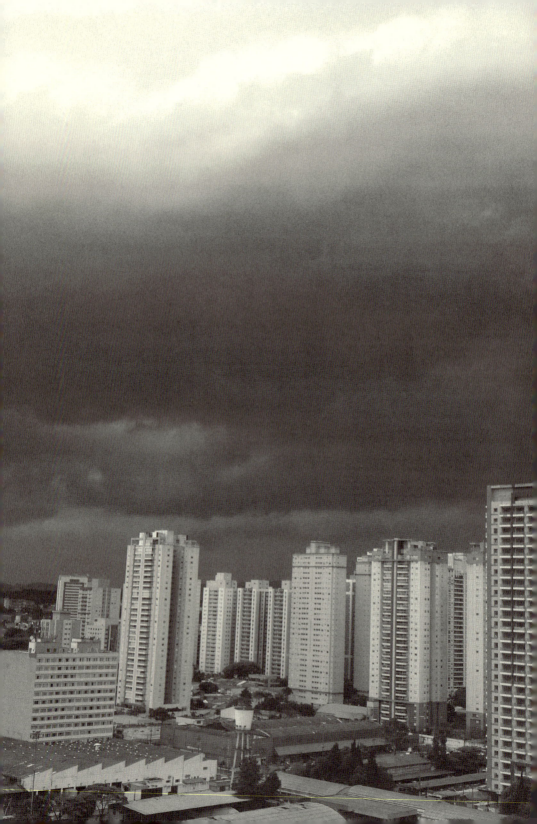

Capítulo 47

5 de março de 2018, São Paulo
Do caos à esperança

Chegamos a São Paulo no domingo. Na segunda-feira, a primeira coisa que fiz foi telefonar para duas farmácias de manipulação que já conhecia para saber sobre o Armour. Após conseguir falar com o farmacêutico responsável, fiquei sabendo que o Armour não é vendido no Brasil. Foi como um balde de água fria. Não teria, então, como conseguir o Armour no Brasil. Falei com o Dr. Sergio, que me incentivou a iniciar o tratamento com o Armour que tinha trazido dos Estados Unidos. Por algumas boas horas fiquei sem saber o que fazer. Como não estava me sentindo bem para poder decidir, resolvi colocar essa questão de lado e prestar atenção nos afazeres cotidianos.

Depois de um mês fora do Brasil, havia muito o que organizar. Casa, pagamentos, agenda do consultório e todos os milhares de detalhes pertinentes ao dia a dia. Minha mente estava míope. Mais uma vez não conseguia me sentir presente. A noite mal dormida no avião e a mudança do fuso horário, o *jet lag*, podiam ter contribuído, mas na última semana em Nova York estive gripada e confesso que me baguncei com os remédios. Acordava de manhã sem saber se havia tomado ou não. E, na dúvida, deixava de tomar. Fato é que estava me sentindo mesmo mal.

| Foto de Peter Webb. São Paulo, Brasil, novembro, 2017.

Tinha que fazer um esforço extra para o que quer que eu fizesse. Comecei a falar comigo em voz alta para estar mais atenta. Ajudava! Uma das primeiras coisas que precisava fazer era ir ao banco retirar um novo cartão, pois o meu havia vencido logo antes de viajar. Chego ao banco, estaciono o carro na maior vaga que encontro para nem ter que sofrer em temer não conseguir entrar numa vaga apertada. Ao pegar o tíquete do estacionamento, digo a mim mesma com firmeza: "Já sei, vou guardar no compartimento de fora da bolsa". Entro no banco, retiro o tíquete da senha e aguardo minha vez. No caixa, lembro que tenho que carimbar o tíquete do estacionamento, e, sem me dar conta, dou o tíquete da senha. A moça do caixa gentilmente me diz: "Não é esse". Por um segundo, me senti mais confusa ao tentar lembrar onde tinha guardado o tíquete do estacionamento. "Ah, claro, no compartimento de fora da bolsa." Ufa! Tudo bem. Cartão novo, senha nova, posso ir para casa.

Quem visse de fora não saberia o tamanho do esforço que estava fazendo para me manter funcional. Notei também que estava difícil dizer algo de forma simples e sucinta. As palavras estavam atropelando minhas ideias. Quando voltei para casa, estava atordoada. Parei um pouco para relaxar e me autorregular. Por um momento, pensei que tomar mais um banho ou mesmo tricotar me ajudaria a recuperar a concentração. Mas, ao me consultar interiormente sobre o que precisava naquele momento, me veio a simples demanda: "Mude de remédio, ache a farmácia que vende o Armour no Brasil". Então, voltei-me mentalmente para o meu mestre Lama Gangchen Rinpoche e pedi a ele que me ajudasse a encontrar o caminho certo. Mais calma, me sentindo sintonizada com uma força maior, cliquei no Google: "Armour tiroide Brasil".

No site www.365saude.com.br, encontro um primeiro alento: "Armour Thyroid não é a primeira escolha de muitos endocrinologistas. Pode ser difícil obter uma receita para esta droga. Se o médico simplesmente não sabe sobre ele ou é usado para prescrever outro remédio (mais do que provável Synthroid), pode ser difícil chegar a um acordo com o seu médico para iniciar um curso desta droga. Persistência, e um bom relacionamento com seu médico, pode ajudar."[91]

Pesquisando um pouco mais, chego ao site da professora universitária e naturopata brasileira Carolina Santiago,[92] que vive no Canadá. Carolina foi diagnosticada com hipotiroidismo quando criança e por muitos anos não se sentiu bem, motivo que a fez estudar profundamente sua própria doença. Em seu depoimento pessoal, ela escreve: "Por anos da minha vida no Brasil, fiz uso de Puran T4 [levotiroxina] e me sentia horrível! Horrível mesmo! Depois de pesquisar muito em sites estrangeiros, em 2010 convenci minha endocrinologista a me prescrever T3. Uma luz se acendeu em mim e mudou a minha vida! Com o tempo achamos a dose correta do meu hormônio, que no meu caso era 112 de T4 e 25 de T3. Agora que vivo no Canadá estou utilizando o hormônio natural da tiroide, chamado Thyroid, em conjunto com o T3 bioidêntico! Ai ai ai! Minha vida que já estava muito boa ficou melhor ainda! Uma pena ainda não ter a opção do remédio natural no Brasil."

---

91 Disponível em: <http://www.365saude.com.br/pt-conditions-treatments/pt-thyroid-disease/1009019351.html>. Acesso em: 27 abr. 2018.

92 Disponível em: <www.carolinasantiago.com.br>. Acesso em: 27 abr. 2018.

Imediatamente escrevi para ela contando o meu caso, e, para minha surpresa, 20 minutos depois recebi a seguinte mensagem no meu WhatsApp: "É muito raro para mim fazer contato com alguém através do meu número pessoal, entretanto, senti em meu espírito (após ver o seu trabalho) que temos jornadas similares. Ficarei feliz em te auxiliar. Abraço!". A partir daí, um caminho de luz se abriu. Terminamos nossa conversa por celular com ela me enfatizando: "Bel, não desista. Tenho todas as informações de que você precisa."

Do caos à esperança. Naquele momento, estava completamente de acordo com a última mensagem que Carolina diz em sua excelente aula no seu site: *Hipotiroidismo – por que você ainda tem sintomas?*: "Eu gostaria de frisar uma frase que sempre falo: a sua saúde está em suas mãos. E ela realmente está. Quando você tem vontade de pesquisar, tem vontade de conhecer, você tem vontade de ir além, você vai conseguir mudar a sua saúde. Eu sei que é muito complicado achar profissionais de saúde que possam te ajudar nessa caminhada, mas nós estamos crescendo. Estamos a cada dia chegando lá."

Entendo que posso importar o Armour,[93] mas prefiro primeiro checar as farmácias no Brasil. Liguei para a ArtFarma,[94] em Jundiaí (SP), conforme Carolina Santiago tinha me indicado. Nem precisei falar com o farmacêutico. Eles me responderam que tinham o Armour como se eu estivesse pedindo por vitamina C. Pergunto se

---

[93] Dicas de importadoras de NDT (Natural Dissecated Thyroid) com receita médica brasileira:
• Disponível em: <http://www.farmaimport.com.br/como-funciona.html>. Acesso em: 27 abr. 2018.
• Disponível em: <http://www.primedicin.com.br/medicamentos/armour-thyroid/>. Acesso em: 27 abr. 2018.

[94] Disponível em: <https://www.farmaciaartpharma.com.br>. Acesso em: 27 abr. 2018.

eles têm o nome de um médico que trabalhe com esse medicamento para indicar: Dr. Eudes Tarallo.[95] Assisto a vários vídeos dele no YouTube sobre doenças da tiroide. Tudo "estranhamente" fácil e natural. Mal conseguia acreditar. Marquei imediatamente uma consulta com ele. Seu consultório fica em Jundiaí, a uma hora de São Paulo. Foi nesse momento que, intuitivamente já confiante de que conseguiria esse tratamento no Brasil, decidi começar a tomar o Armour que havia trazido dos Estados Unidos.

---

95 Médico formado pela Universidade de Taubaté-SP (Unitau), com formação em Clínica Médica e Medicina Interna. Especialista em homeopatia pela Associação Paulista de Homeopatia (APH). Fez MBA em Administração de Serviços de Saúde na Fundação Getúlio Vargas (FGV), em Campinas (SP), e MBA na Universidade de Ohio, nos Estados Unidos.

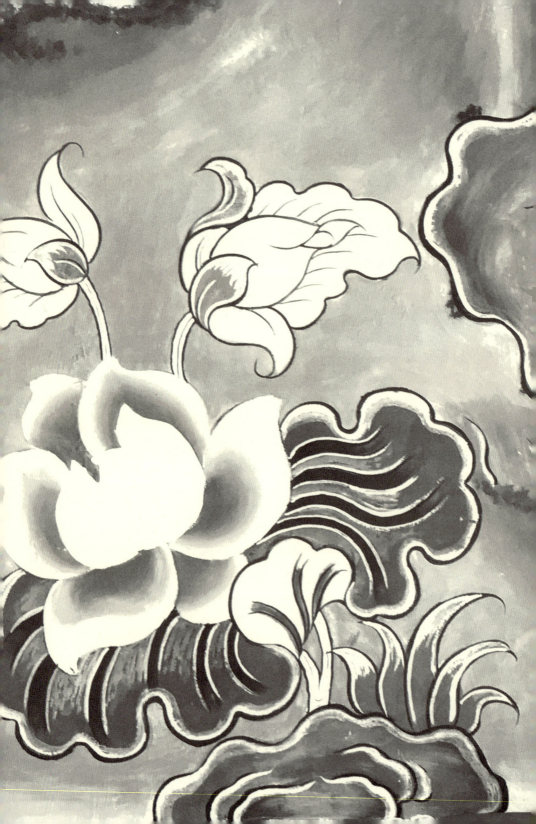

Capítulo 48

9 de março de 2018, Jundiaí (SP)
Gratidão – consulta com o Dr. Eudes Tarallo

Desde que iniciei a reposição hormonal com meia dosagem do Armour e meia da levotiroxina, a mudança, desde o primeiro dia, foi da água para o vinho. Trabalhei naqueles dias como na minha vida passada quando tinha tiroide.

Pete e eu fomos para a consulta com o Dr. Eudes, em Jundiaí, a uma hora de São Paulo. Ao entrar no consultório dele, notei que ele tinha uma discreta estátua de Buddha com minibandeirinhas tibetanas. Novamente senti que tudo era estranhamente fácil e natural. "Como assim? Ele também é budista?", me perguntei.

Sim! O Dr. Eudes é discípulo de Chagdug Rinpoche. Que incrível! E pensar que eu organizei com meu amigo psicólogo Arnaldo Bassoli a primeira vinda de Chagdug Rinpoche ao Brasil. Depois, Chagdug, sendo de outra linhagem, abriu vários centros budistas no Brasil, sendo o principal o seu monastério em Três Coroas, no Rio Grande do Sul,[96] como mencionei no capítulo 37.

Já tinha sido difícil encontrar um médico que trabalhasse com o Armour, até que encontrei. E naquele instante estava sabendo que eu, de certa maneira, o ajudei no caminho espiritual que ele escolheu para a vida dele. Era muito tocante essa coincidência.

---

[96] Disponível em: <http://templobudista.org>. Acesso em: 27 abr. 2018.

Afresco do Monastério de Chong Gu, Parque de Yading, Sichuan, Tibete, agosto, 2017.

— Sempre gostei de acompanhar a sua história junto ao Lama Michel — ele me disse.

Ok, estava em casa. Além disso, pude me expressar abertamente sobre o assunto porque rapidamente ele se mostrou um grande conhecedor do assunto. Depois de chorar de emoção várias vezes ao relatar o meu percurso, foi a vez de ele me explicar o que precisava entender. Concordados de que usaria essas informações no livro, gravei nossa conversa.

— O nome *câncer* é pesado, forte. Em alguns casos, é bem complicado. Basicamente, porque o câncer ocorre. Nós não fazemos o câncer que queremos ter, fazemos o câncer que nosso corpo é capaz de fazer. Você entende isso? Existe um desequilíbrio que é energético, espiritual, alimentar, do meio ambiente, da poluição, dos agrotóxicos, bisfenóis... Podemos passar o dia inteiro falando sobre eles. Então, existe um conjunto de coisas. O corpo tem uma capacidade regenerativa absurda. Tudo é possível para o nosso corpo. Basta querer e usar as ferramentas corretas e estar no momento. Ok?

O Dr. Eudes continuou me explicando:

— O corpo precisa de apoios para não gerar outro câncer ou outras repercussões. Ele precisa de nutrição. E, como você mesma falou: "Eu preciso acertar a minha energia, o meu grau de cansaço *versus* motivação". Então, a harmonia é muito importante. A harmonia celular começa com a harmonia da nossa vida. Quando a gente vai harmonizar, a gente harmoniza a sequência, a vida, e as células se harmonizam. O que acontece quando você recita o mantra, a senhora está harmonizando um processo. É uma cadeia biofísica, uma emanação através da intenção e do som para fazer um equilíbrio. Não é isso? O tom que você faz emite uma onda. Essa onda, que a gente recebe também de várias influências, desequilibra a célula e acontece isso que ocorreu com você. Então, vamos retornar ao seu processo. O que ocorreu. O que vamos fazer? Com o que não podemos mudar, temos que aprender a conviver. Esse é um princípio.

Sua fala clara e calma estava me deixando cada vez mais confiante de que estava no caminho certo.

— Agora, vou te explicar como é essa questão das doenças da tiroide, como o hipotiroidismo, que é uma doença autoimune que começa no sistema imunológico. Você sabia que de 80% a 90% do sistema imunológico ocorre no intestino? Então, o hipotiroidismo está diretamente ligado ao que se passa no intestino. Na camada do intestino (epitélio) nós temos as junções celulares[97] em forma de dedos que irão absorver os nutrientes que entram na camada logo abaixo, onde serão atacados pelo sistema imunológico. Então, tudo que permeia o intestino é absorvido. Quando permeia a camada do intestino para dentro, ocorre uma reação imunológica. Vamos supor que você come uma banana, mas tem intolerância alimentar a ela. Você faz uma reação imunológica, que nada mais é do que uma inflamação. Além da intolerância alimentar, temos os agrotóxicos,

---

97 Ao formar um epitélio, como o do tubo digestivo, as células permanecem justapostas com pouco ou nenhum espaço entre si, formando uma superfície contínua. Nos tecidos conjuntivos, localizados abaixo do epitélio, as células se apresentam dispersas em uma matriz extracelular, secretada por elas mesmas (AZEVEDO, Bruno et al. *Biologia celular II*. v. único. Rio de Janeiro: Fundação Cecierj, 2009. Disponível em: <https://canalcederj.cecierj.edu.br/012016/9e107b10ac4b911d8a2c263b842f58c7.pdf>. Acesso em: 2 maio 2018.)

os metais pesados do ambiente. Todos eles inflamam seu organismo. Então, a doença da sua tireoide não começou na sua tiroide. Ela começou na reação imunológica que levou você a ter a lesão na tiroide. Poderia ter tido outros distúrbios, como rinite, asma, psoríase, dermatite atópica e lúpus. Entre várias outros. Existem explicações genéticas porque no seu caso atingiu sua tiroide. O hipotiroidismo é a gota d'água que transbordou o seu copo com a cadeia das reações imunológicas que você trouxe desde criança. Por isso é preciso ficar atento ao que está ocorrendo com a tiroide, se ela tem anticorpos positivos, mesmo antes de ela evidenciar um TSH lesado. Não podemos esperar o problema chegar para daí cuidar dele.

Conforme ele me explicava, tudo ia fazendo sentido para mim.

— Agora, o que é legal de você entender é: o equilíbrio da tiroide existe a partir de uma tríade com a suprarrenal e o pâncreas. Isso é muito importante. É preciso cuidar desses dois órgãos para ter uma tiroide equilibrada. As tríades são os equilíbrios que envolvem o sistema da vida. O pâncreas refere-se ao metabolismo da insulina, glicose e outras funções. A glândula suprarrenal é energia, é cortisol, é adrenalina. Então, por que tomar apenas a levotiroxina não é suficiente? Porque ela oferece apenas o T4, o hormônio passivo. O organismo precisa ter as condições[98] suficientes para converter esse hormônio em T3 (tri-iodotironina), o hormônio tiroidiano ativo. Precisamos fazer um exame de sangue para dosar o seu T3 reverso.

---

[98] Por exemplo, o cardiologista brasileiro Marcos Natividade comenta em seu livro *Reposição hormonal* (São Paulo: Pandorga, 2016, p. 11): "[...] o T4 não se transforma em T3 se o organismo não tem a enzima adequada. E essa enzima depende do selênio."

Se ele vier aumentado, quer dizer que você não está conseguindo converter parte do T4 em T3. Quando o T4 não consegue se converter em T3, ele gera o T3 reverso, que por sua vez inibe a ação do TSH. Então, não basta olhar se o TSH está ok. A gente busca hoje um TSH em torno de 1,5. Esse é o ideal. Eu estou formado há 30 anos e vejo o quanto meus pacientes melhoram quando tomam o Armour Thyroid. O Armour Thyroid é um remédio vivo, ele tem energia que pode ser medida em angströns[99] pela radiestesia. Ele vem da tiroide dessecada do porco. É composto pelo T1, T2, T3 e T4. Já os remédios sintéticos, como a levotiroxina, são elementos mortos. Eles não têm vibração alguma. Você mede um anti-inflamatório, ele não tem energia nenhuma. Mas se você medir uma erva como a espinheira-santa, ela é viva. É preciso ter abertura para entender esse conceito. Aqui no Brasil nem se fala do Armour, mas nos Estados Unidos há cada vez mais pesquisas científicas sobre ele. É preciso ter alguns cuidados ao usá-lo,[100] como o de ficar atento à reação da reposição sobre a sua suprarrenal. O tratamento da reposição do hormônio da tiroide é complexo. Por isso, vamos começar por alguns exames de sangue.

---

99 A radiestesia usa o *Biômetro de Bovis* para medir as vibrações. Ele foi desenvolvido e adotado por Antoine Bovis, que adaptou a escala de angström para medir vibrações dos corpos e objetos visando à saúde, mas que também poderá ser utilizado para buscar medidas em todos os reinos da natureza.

100 O cardiologista brasileiro Marcos Natividade comenta em seu livro *Reposição hormonal* (São Paulo: Pandorga, 2016, p. 33: "[...] quando usamos não apenas o T4, mas o T3, ocorre grande temor de uma séria lesão cardíaca. Isso porque o *antigo* T3 que havia nas farmácias causava muita taquicardia. Já ouvi endocrinologistas de renome dizerem que é um absurdo médicos prescreverem T3, por trazer grande risco para o coração. Na reposição, tudo depende de qual hormônio será usado! Quando era usado o antigo T3 vendido nas farmácias, ocorriam realmente muitos casos de palpitação. Entretanto, com o T3 manipulado que temos usado, não há risco algum. Há casos raros de palpitações, mas sem consequências. E aqui começa a polêmica, pois muitos médicos não acreditam que existam hormônios bioidênticos [...]".

Pete e eu saímos da consulta sem palavras. Estávamos profundamente agradecidos por termos sido escutados e por aquilo que escutamos. Não via a hora de gravar uma mensagem no WhatsApp para Lama Gangchen Rinpoche contando as novidades. Agora, estava confiante no tratamento que estava por seguir. Havia encontrado o médico e o tratamento que tanto buscava para cuidar da falta da tiroide.

Afresco do Monastério de Chong Gu, Parque de Yading, Sichuan, Tibete, agosto, 2017.

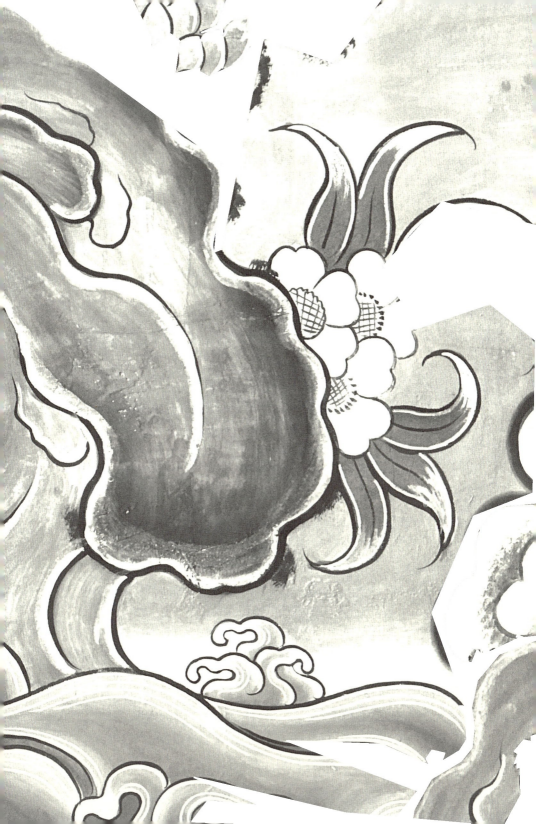

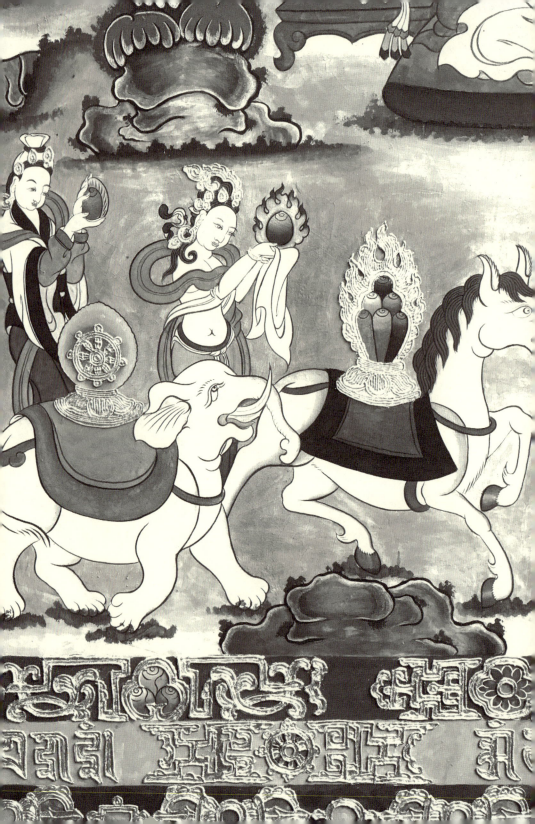

Capítulo 49

"Mova-se para o futuro. Confie nele."

Estava prestes a concluir este livro quando recebi o telefonema de uma amiga me dizendo que havia feito um ultrassom da tiroide. Estava confusa e assustada quando me disse:

— Encontraram um nódulo de 2 centímetros e meio na minha tiroide. Não sei nem se quero fazer a biópsia. Não é melhor deixar quieto?

— Confesso que também me fiz essa pergunta algumas vezes. Mas a resposta é: claro que não. Temos que encarar até mesmo aquilo que não conseguimos enxergar bem. Sugiro que você vá aos poucos. Consulte quantos médicos puder. Vou lhe passar alguns contatos. Não tenha pressa. Vamos nos falando.

Gostaria de finalizar este livro com um último conselho para quem quer que esteja passando por uma situação semelhante a essa. Compartilhe seus medos e dúvidas com aqueles que se mostrarem abertos a escutá-lo. Inúmeras são as vezes que precisamos fazer as coisas a partir de nós mesmos, porém isso não quer dizer que possamos sempre fazê-las sozinhos.

Afresco do Monastério de Chong Gu,
Parque de Yading, Sichuan, Tibete, agosto, 2017.

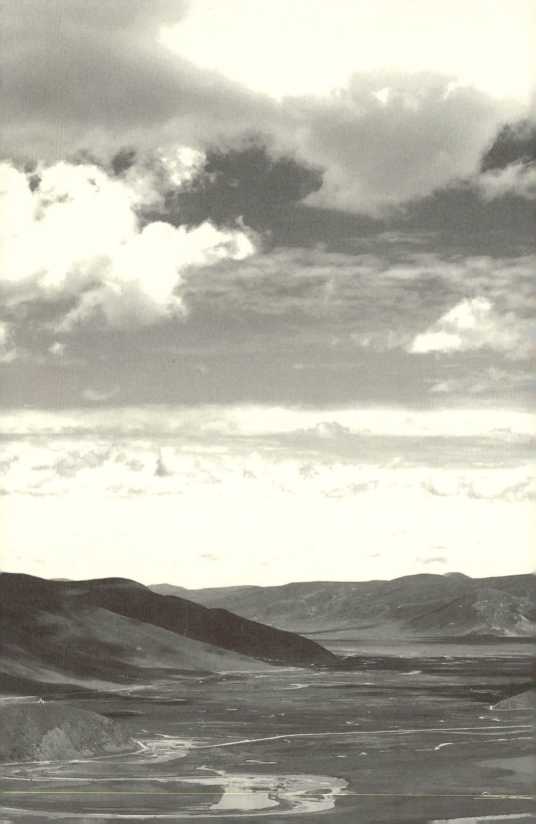

Acima de tudo, respeite seu tempo interior,
pois ele precisa ser constantemente consultado.

A pergunta que nunca podemos deixar de nos fazer
é sempre a mesma: "Do que preciso agora?".
Por isso, o primeiro passo é saber se consultar.

Conhecer nossa vulnerabilidade
é um modo de nos fortalecer.

Podemos seguir em frente à medida
que reconhecemos o que já possuímos
e o que ainda necessitamos.

Assim como nos disse Guelek Rinpoche
certa vez com muita firmeza:
"Mova-se para o futuro. Confie nele."

| Montanhas da região de Kham, Tibete, agosto, 2011.

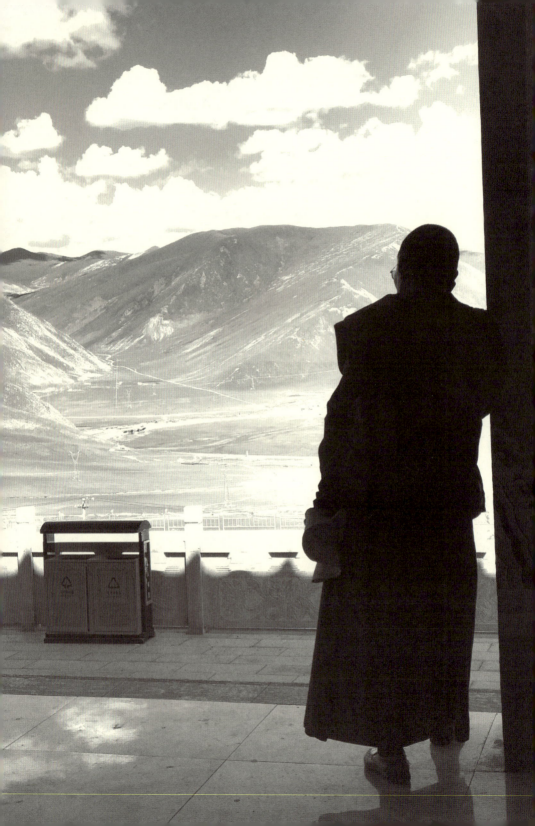

Quando Lama Gangchen Rinpoche esteve São Paulo, em 1988, ele comentou comigo:

— A cidade parece estar em guerra. Os sons, a tensão... Você explode se deixar tudo isso entrar na sua mente. O som que entrar, deixe sair. Faça o mesmo com os seus pensamentos. Se um problema vier pela direita, deixe a direita. Se vier pela esquerda, deixe a esquerda. Se ele ficar na sua mente e se tornar o centro da sua vida, você vai explodir.

Então, perguntei:

— Alguns problemas entram na nossa vida lentamente e por isso podemos reconhecê-los e deixá-los no seu lugar para observá-los. Mas o que fazer quando nos pegam de surpresa e nos atingem de frente?

Rinpoche respondeu:

— Se você estiver dirigindo numa estrada e subitamente encontrar uma avalanche de neve, tem que parar e retirar a neve do meio da estrada – colocá-la um pouco à direita, um pouco à esquerda. Assim a estrada estará novamente livre. O mesmo você deve fazer com os seus problemas.[101]

---

101 CESAR, Bel (Comp.). *Oráculo I – Lung Ten*. São Paulo: Gaia, 2003, p. 68.

| Monastério em Qinghai, Sichuan, Tibete, julho, 2017.

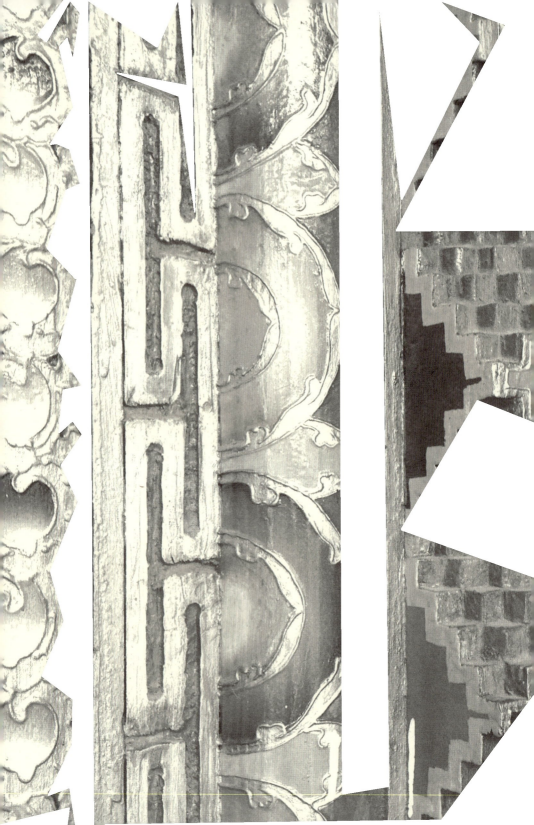

Índice remissivo

Lama Gangchen Rinpoche 25, 27, 29, 35, 37, 38, 41, 43, 51, 53, 63, 93, 98, 101, 103, 115, 117, 121, 127, 133, 145, 150, 157, 161, 163, 169, 180, 192, 193, 199, 200, 207, 217, 220, 223, 225, 245, 251, 252, 257, 259, 279, 288, 330, 340, 347
Autocura NgalSo 43, 199
nódulos 47, 55, 57, 61, 67, 70, 71, 232, 283, 316
Dr. Eliezer Berenstein 47, 51, 121
Ninon Lorena Branco 51
Peter Webb 27, 51, 329
mente 25, 27, 53, 76, 78, 79, 81, 83, 93, 98, 106, 117, 122, 123, 135, 142, 151, 158, 163, 165, 166, 170, 176, 178, 180, 185, 192, 193, 197, 199, 200, 201, 229, 231, 235, 236, 239, 241, 244, 245, 251, 258, 262, 263, 273, 292, 299, 305, 307, 329, 347
Claudia Cozer 57, 319
carcinoma 57, 67, 69, 70, 114, 283
papilífero 23, 57, 67, 69, 114
Punção Aspirativa por Agulha Fina 59
Flavio Hojaij 67, 69, 137
ultrassom 47, 57, 70, 231, 343
metástase 65, 291, 292, 315, 316
cordas vocais 71, 284
paratiroides 71, 265, 266, 284
Tibete 25, 27, 37, 38, 41, 43, 45, 47, 51, 53, 55, 57, 59, 61, 63, 67,

69, 71, 73, 85, 89, 91, 95, 101, 105, 111, 121, 125, 127, 133, 137, 141, 149, 161, 163, 167, 169, 172, 175, 176, 179, 180, 183, 187, 191, 192, 205, 213, 215, 217, 219, 221, 235, 241, 246, 271, 275, 279, 287, 289, 291, 295, 299, 301, 315, 327, 335, 340, 343, 345, 347

Marcia Mattos 73

câncer 23, 27, 43, 47, 51, 55, 57, 61, 63, 65, 67, 69, 73, 75, 87, 89, 91, 92, 95, 96, 97, 114, 131, 132, 137, 147, 171, 200, 223, 227, 255, 283, 285, 291, 292, 295, 302, 311, 313, 315, 316, 323, 325, 336

iodo radioativo 73, 291, 292, 301, 303, 323

Experiência Somática 25, 75, 289

trauma 77, 78

rejeição 78

questão emocional 78

Richard Davidson 79

sistema límbico 79

córtex pré-frontal 79

meditação 27, 41, 79, 81, 133, 163, 165, 169, 176, 183, 192, 195, 199, 200, 203, 235, 236, 245, 246, 249

budismo tibetano 27, 37, 38, 81, 96, 101, 103, 133, 147, 153, 163, 165, 175, 176, 191, 205, 207, 244, 273, 289

Nise Yamagushi 87

compaixão 31, 37, 43, 81, 93, 166, 169, 175, 176, 179, 181, 184, 187, 201, 207, 237, 244, 255, 257

clareza mental 93

Ocidente 37, 93, 133, 169, 259, 279

interdependência dos fenômenos 93, 115, 158, 243

Lama Michel 25, 27, 35, 38, 39, 41, 45, 51, 63, 93, 121, 125, 126, 127, 129, 138, 139, 151, 153, 157, 158, 161, 169, 179, 185, 192, 195, 197, 199, 200, 211, 220, 223, 225, 227, 229, 230, 231, 232, 239, 243, 246, 255, 257, 259, 262, 271, 273, 275, 279, 281, 285, 288, 291, 307, 336

medicina tibetana 93

vergonha 95, 96

culpa 92, 95

Siddhartha Mukherjee 97

poluição ambiental 98

dança dos fenômenos 98, 115, 126, 133, 225, 248

Guelek Rinpoche 101, 236, 345

solidão 105

Amy Myers 109, 113, 267

predisposição genética 69, 98, 109

meio ambiente 98, 111, 114, 115, 336

Organismos Geneticamente Modificados (OGM) 112

transgênicos 112

glifosato 112, 113

Instituto Chão 113

bisfenol A 114, 115

Autocura Tântrica III 115, 150, 163, 207

Dug Yung 117

Sítio Vida de Clara Luz 27, 65, 117, 309

mudras 117, 199

espaço 98, 117, 122, 126, 135, 137, 138, 139, 142, 145, 158, 165, 185, 197, 203, 209, 217, 251, 258, 268, 297, 337

fogo 98, 117, 125, 126, 170

água 51, 85, 98, 115, 117, 176, 192, 197, 209, 211, 213, 252, 269, 306, 312

terra 98, 117, 175

ar 98, 179, 209, 236

Buddhas 119, 169, 199, 244

divindades 119, 162, 163, 169, 170, 176, 229, 243

Albagnano 27, 43, 45, 49, 75, 81, 83, 87, 121, 129, 135, 155, 173, 243

mente *zoom* 123

sabedoria 13, 25, 81, 126, 153, 166, 169, 170, 175, 179, 183, 184, 187, 207, 244, 247, 248, 271

adversidades 93, 126, 205

Tashi Lhunpo 27, 41, 127, 246

Lama Temple 127, 161, 252

acaso 127, 129

pressa 75, 131, 133, 135, 236, 241, 257, 277, 281, 313, 343

Chögyam Trungpa 132, 133, 289

Dharmata 133

cabeça 65, 69, 135, 147, 191, 193, 229, 230, 246, 247, 248, 249, 275, 281, 287, 289, 292, 299, 306

problema 47, 70, 71, 77, 93, 117, 122, 127, 138, 139, 142, 143, 157, 158, 199, 200, 220, 229, 289, 311, 315, 338, 337, 347

focalização 142, 143, 293

Eugene Gendlin 142, 143, 293

clareando o espaço 142

bênção(s) 119, 147, 151, 191, 195, 197, 215, 248

morte 97, 98, 99, 133, 147, 150, 221, 315

Carl Jung 151

felicidade 93, 96, 151, 152, 159, 166, 195, 258

Brasil 23, 27, 31, 35, 37, 38, 39, 41, 43, 57, 101, 112, 113, 117, 142, 152, 223, 225, 229, 230, 231, 232, 262, 279, 283, 287, 289, 292, 305, 321, 323, 324, 329, 330, 331, 332, 333, 335, 339

monastério 13, 21, 25, 27, 37, 38, 41, 43, 45, 51, 53, 73, 85, 101, 105, 111, 121, 125, 137, 141, 149, 152, 157, 167, 169, 175, 176, 179, 180, 183, 187, 191, 205, 207, 209, 211, 213, 217, 219, 221, 227, 235, 241, 246, 291, 295, 299, 301, 315, 327, 335, 336, 343, 347

antídoto 153

necessidades ontológicas 153

Lama Zopa Rinpoche 155, 201

dor 157, 158, 193, 229, 275, 287, 288, 289, 306

sofrimento 138, 151, 153, 157, 158, 159, 166, 170, 180, 184, 193, 195, 199, 220, 237, 248, 287, 288

Shantideva 159, 166

Atisha 159, 246

Vajrayana 38, 163, 239

yidam 163, 244

Lama Tsong Khapa 165

Guru Puja 165

Bodhisattvacharyavatara 166

Monastério de Yading 169

Monastério de Chong Gu 21, 111, 137, 141, 149, 175, 176, 179, 180, 183, 187, 191, 221, 235, 241, 291, 295, 299, 301, 327, 335, 340, 343

Monastério de Denma Gonsar 37, 43, 45, 51, 53, 73, 85, 101, 105, 121, 125, 205, 213, 219

thangkas 169

tiroide 23, 43, 47, 51, 55, 57, 65, 67, 69, 70, 71, 73, 109, 114, 131, 132, 137, 147, 171, 223, 227, 255, 258, 265, 266, 267, 277, 283, 284, 285, 291, 295, 296, 297, 302, 303, 309, 313, 315, 316, 320, 323, 324, 325, 331, 333, 335, 337, 338, 339, 340, 343

sonho 41, 139, 170, 172, 219, 220, 273, 305, 307

vulnerabilidade 63, 172, 345

Buddha da Compaixão 31, 37, 175, 176, 255, 257

Chenrezig dos Mil Braços 33, 255, 257, 285

Buddha do Poder (Vajrapani) 175

Buddha da Sabedoria (Jampelyang) 175

Buddha Shakyamuni 244, 247

Tara Verde 176, 221, 243, 246

Buddha Manjushri 184

Amitabha 229, 230

Maitreya 197, 251, 252

mantra 81, 117, 161, 165, 166, 176, 178, 193, 199, 201, 229, 230, 231, 247, 248, 249, 273, 307, 336

generosidade 45, 153, 163, 179, 217, 248

esforço entusiástico 179, 180, 248

paciência 153, 179, 248

moralidade 153, 179, 248

concentração 81, 135, 153, 165, 179, 183, 192, 193, 200, 211, 236, 237, 248, 284, 330

energia positiva 126, 166, 175, 179, 180, 200, 252

autocompaixão 180, 237

debate 183, 185, 187

flexibilidade 192

abertura 78, 106, 138, 193, 200, 237, 243, 339

confiança 51, 153, 185, 192, 193, 207, 209, 243, 284, 285, 296, 317

medo 31, 37, 76, 81, 98, 106, 132, 158, 159, 185, 187, 193, 203, 217, 220, 221, 237, 249, 285, 315, 343

sagrado 43, 119, 127, 163, 175, 179, 191, 195, 197, 200, 203, 252, 257

conexão *kármica* 201

tulku 169, 205, 207, 247, 289

Trijang Rinpoche 169, 207

pujas 211

negatividade 170, 219, 220, 245

homem-macaco 219, 220

Shirley 27, 223, 225, 227, 229, 243, 246, 257, 258, 259, 271, 275, 285

Dr. Tian Wen 225, 227, 255, 265, 283, 285, 296, 315, 317

tricotar 135, 235, 237, 239, 269, 307, 330

paz 27, 37, 38, 153, 161, 166, 235, 252, 288

meditação *mindfulness* 236

foco 135, 153, 236, 289

prazer 25, 103, 152, 158, 187, 192, 221, 237, 268, 295, 315

calma 69, 123, 142, 145, 170, 171, 172, 213, 230, 237, 243, 257, 284, 285, 297, 331, 337

silêncio 49, 53, 135, 172, 199, 211, 213, 230, 231, 241, 252, 257, 262, 269, 296, 299

sutil 103, 195, 197, 199, 245, 251, 252, 267
neurociência 79, 245
Adélia Prado 251
Lama Yeshe 244
Templo de Fayuan 257, 284
gratidão 153, 243, 258, 259, 335
Hospital 301 229, 261, 283, 305
Daniel Siegel 262
mãos 38, 121, 122, 127, 161, 230, 231, 239, 246, 263, 271, 332
TSH (Hormônio Estimulador da Tiroide) 265, 302, 320, 338, 339
T3 – tri-iodotironina 266, 302, 320, 323, 324, 325, 327, 331, 338, 339
T4 – tirosina 266, 277, 302, 320, 323, 324, 325, 327, 331, 338, 339
T3 reverso 339
cálcio 266, 275, 324
calcitonina 266
radiestesia 339
hormônios tiroidianos 266, 325
fígado 266, 295, 320
hipotiroidismo 267, 277, 325, 331, 332, 337, 338
bem-estar 93, 172, 187, 195, 197, 213, 267, 301, 311
extrovertidos 268
ansiedade 70, 126, 237, 268
levotiroxina 25, 277, 301, 302, 303, 319, 320, 323, 325, 327, 331, 335, 338, 339
Chagdug Rinpoche 289, 335
Paula Muti 291, 310, 312

radioiodo 291

célula tumoral 292

iodoterapia 25, 73, 285, 291, 292, 293, 296, 297, 299, 301, 303, 305, 309, 319

Paulo Aguirre Costa 295

tiroglobulina 295

milicuries 296

Thyrogen 301, 302, 303

autoacolhimento 305

NgalSo Ganden Nyengyu 38, 307

PIC (Pesquisa de Corpo Inteiro) 307, 309

sal 114, 302

iodo 131I 302, 309, 310

radioatividade 309, 310, 311, 312

Sergio Klepacz 319, 321

hormônio bioidêntico 319, 320, 323

Armour Thyroid 320, 321, 323, 327, 331, 332, 339

Maria Tulpan 321, 323, 324, 327

reposição hormonal 277, 319, 323, 335, 338, 339

autorregular 165, 330

Carolina Santiago 331, 332

Eudes Tarallo 333, 335

intestino 109, 113, 267, 337

agrotóxicos 98, 336, 338

CHINA O MELHOR DE PEQUIM E XANGAI

 NgelSo **Autocura Tântrica III** Lama Gangchen Rimpoche

Introduction to Tantra Lama Yeshe

THIRD EDITION — Thyroid Solution — Ridha Arem, M.D.

The **THYROID CONNECTION** AMY MYERS, MD
Why You Feel Tired, Brain-Fogged, and Overweight — and How to Get Your Life Back

MEDICAL MEDIUM
THYROID HEALING — #1 NEW YORK TIMES BEST SELLING AUTHOR — ANTHONY WILLIAM

Thyroid Cancer: A Guide For Patients — Van Nostrand • Wartofsky • Bloom • Kulkarni — KEYSTONE PRESS, INC

COMPANHIA DAS LETRAS — Uma biografia do CÂNCER — **O IMPERADOR de TODOS os MALES** Siddhartha Mukherjee

A CIÊNCIA DA MEDITAÇÃO — DANIEL GOLEMAN / RICHARD J. DAVIDSON

O ESTILO EMOCIONAL DO CÉREBRO — RICHARD J. DAVIDSON, Ph.D. COM SHARON BEGLEY

EUGENE T. GENDLIN, Ph.D. — FOCALIZAÇÃO — UMA VIA DE ACESSO À SABEDORIA CORPORAL

ASTROLABIO — FOCUSING — E. T. Gendlin

O DESPERTAR DO TIGRE — PETER A. LEVINE

Disciplina sem drama — DANIEL J. SIEGEL / TINA PAYNE BRYSON — nVersos

O cérebro da criança — DANIEL J. SIEGEL / TINA PAYNE BRYSON — nVersos

Cérebro adolescente — DANIEL J. SIEGEL — nVersos

Khenpo Karthar Rinpoche — A Roda que Realiza todos os Desejos

Tara, a energia iluminada — Lama Yeshe

LAMA MICHEL RINPOCHE — Coragem para seguir em frente

MARCOS NATIVIDADE — REPOSIÇÃO HORMONAL

EM BUSCA DO BUDA DA MEDICINA — DAVID CROW

Bibliografia

Disfunção ou câncer da tireoide

ANDERSON, James Lee. *Levothyroxine (Synthroid): treatments of hypothyroidism, goiter, and thyroid cancer.* Seatle (EUA): Amazon, 2018.

AREM, Ridha. *The thyroid solution.* Nova York, EUA: Ballantine Books, 2017.

AZEVEDO, Bruno et al. *Biologia celular II.* v. único. Rio de Janeiro: Fundação Cecierj, 2009. Disponível em: <https://canalcederj.cecierj.edu.br/012016/9e107b10ac4b911d8a2c263b842f58c7.pdf>. Acesso em: 2 maio 2018.

DAVIDSON, Richard. *O estilo emocional do cérebro.* Rio de Janeiro: Sextante, 2013.

GENDLIN, Eugene. *Experiencing and the creation of meaning.* Evasnton, EUA: Northwestern University Press, 1962.

_____. *Focalização.* São Paulo: Gaia, 2006.

LEVINE, Peter. *O despertar do Tigre.* São Paulo: Summus Editorial, 1999.

_____. *Uma voz sem palavras*. São Paulo: Summus Editorial, 2010.

MUKHERJEE, Siddhartha. *O imperador de todos os males – uma biografia do câncer*. São Paulo: Companhia das Letras, 2010.

MYERS, Amy. *The thyroid connection*. Nova York, EUA: Little, Brown and Company, 2016.

NASCIMENTO, Antonio Carlos do. *Tiroide para todos*. São Paulo: Ideia e Ação, 2006.

NATIVIDADE, Marcos. *Reposição hormonal*. São Paulo: Pandorga, 2016.

NOSTRAND, D.V. (Ed.) et al. *Thyroid cancer – a guide for patients*. 2. ed. Pasadena, EUA: Keystone Press, 2010

SIEGEL, Daniel. *O cérebro adolescente*. São Paulo: Versos, 2011.

SONTAG, Susan. *A doença como metáfora*. São Paulo: Companhia de Bolso, 2007.

WILLIAM, Anthony. *Medical medium thyroid healing: the truth behind Hashimoto's, graves', insomnia, hypothyroidism, thyroid nodules & Epstein-Barr*. Nova York: EUA: Hay House, , 2017.

WOLFE, A. *The thyroid, cancer and you*. Bloomington, EUA: Xlibris Corporation, 2003.

Budismo tibetano

CESAR, Bel (Comp.). *Oráculo I – Lung Ten*. São Paulo: Gaia, 2003.

RINPOCHE, Lama Gangchen. *Autocura I*. São Paulo: Gaia, 2001.

_____. *NgelSo – Autocura Tântrica III*. São Paulo: Gaia, 2003.

RINPOCHE, Lama Zopa. *Cura definitiva* – o poder da compaixão. São Paulo: Gaia, 2009.

SANGER, Miriam; SENRA, Angela. *Aprendi com meu filho*. São Paulo: Saraiva, 2014.

TRUNGPA, Chögyam. *Orderly chaos*. Boston, EUA: Shambhala Publications, 1991.

YESHE, Lama. *Introdução ao Tantra*. São Paulo: Gaia, 2007.

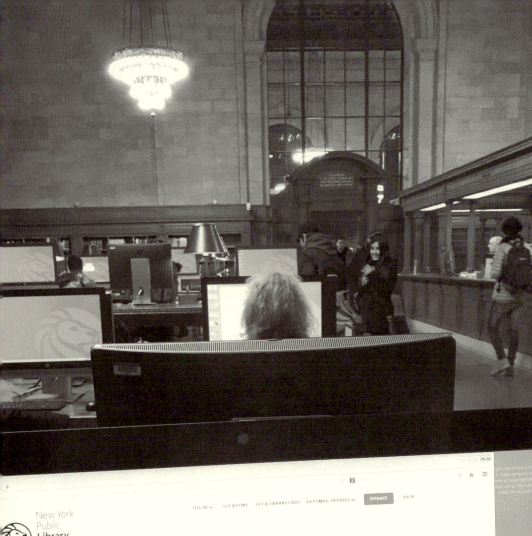

Pesquisas científicas

ALVES, B.C. Orgânicos pelo preço do produtor, vendidos sem o lucro da loja: todos querem conhecer o Instituto Chão. *Draft*, 15 jul. 2015. Disponível em: <https://projetodraft.com/organicos-pelo-preco-do-produtor-vendidos-sem-o-lucro-da-loja-todos-querem-conhecer-o-instituto-chao/>. Acesso em: 27 abr. 2018.

CHOWDHURY, S.R. et al. Exploring the relationship between bisphenol A, iodine and papillary thyroid carcinoma. *JCMCTA*, v. 27, n. 2, p. 50-59, 2016. Disponível em: <https://www.researchgate.net/publication/314035974_exploring_the_relationship_between_bisphenol_a_iodine_and_papillary_thyroid_carcinoma>. Acesso em: 27 abr. 2018.

ESQUERDA. Califórnia declara glifosato como cancerígeno. *Esquerda*, 28 jun. 2017. Disponível em: <http://www.esquerda.net/artigo/california-declara-glifosato-como-cancerigeno/49470>. Acesso em: 27 abr. 2018.

GALLAGHER, M. The difference between introverts and extroverts. *Psychology Today*, jul. 1999. Disponível em: <https://www.psychologytoday.com/articles/199907/the-difference-between-introverts-and-extroverts>. Acesso em: 27 abr. 2018.

| Biblioteca Pública de Nova York, EUA, fevereiro, 2018.

MERCOLA, J. *Estratégias naturais para dar suporte à função da tiroide.* 10 out. 2017. Disponível em: <https://portuguese.mercola.com/sites/articles/archive/2017/10/10/sintomas-relacionados-a-medicamentos-para-tireoide.aspx>. Acesso em: 2 maio 2018.

RABELLO, T. Davi contra o Golias transgênico. *O Estado de S. Paulo*, 25 abr. 2014. Disponível em: <http://emais.estadao.com.br/blogs/alimentos-organicos/o-davi-contra-o-golias-transgenico/>. Acesso em: 27 abr. 2018.

SEBRAE NACINOAL. O mercado para os produtor orgânicos está aquecido. *Portal Sebrae*, 21 set. 2017. Disponível em: <http://www.sebrae.com.br/sites/PortalSebrae/artigos/o-mercado-para-os-produtos-organicos-esta-aquecido,5f48897d3f94e410VgnVCM1000003b74010aRCRD>. Acesso em: 27 abr. 2018.

WARD, L. S; GRAF, H. Câncer da tiroide: aumento na ocorrência da doença ou simplesmente na sua detecção. *Arquivos Brasileiros de Endocrinologia & Metabologia* v. 52, n. 9, dez. 2008. Disponível em: <http://www.scielo.br/scielo.php?script=sci_arttext&pid=S0004-27302008000900018>. Acesso em: 27 abr. 2018.

WILTSHIRE, J.J et al. Systematic review of trends in the incidence rates of thyroid cancer. *Thyroid*, v. 26, n. 11, p. 1551-1552, nov. 2016. Disponível em: <https://www.ncbi.nlm.nih.gov/pubmed/27571228>. Acesso em: 27 abr. 2018.

ZHOU, Z. et al. Higher urinary bisphenol A concentration and excessive iodine intake are associated with nodular goiter and papillary thyroid carcinoma. *Bioscience Reports*, n. 37, 2017. Disponível em: <https://www.ncbi.nlm.nih.gov/pmc/articles/PMC5529210/pdf/bsr-37-bsr20170678.pdf>. Acesso em: 27 abr. 2018.

Sites

Budismo tibetano

Albagnano Healing Meditation Center
http://ahmc.ngalso.net

Lama Michel Rinpoche
www.lgpt.net
www.kunpen.it
www.centrodedharma.com.br

Lama Zopa Rinpoche
https://fpmt.org

Lama Temple
www.chinahighlights.com/beijing/attraction/lama-temple.htm

Kyabje Trijang Rinpoche
https://pt.wikipedia.org/wiki/Kyabje_Trijang_Rinpoche

Tibet House
http://tibethouse.org.br/debate-no-budismo-tibetano/

Guelek Rinpoche
https://www.youtube.com/watch?v=hO1F8XxYrLc

Chagdug Rinpoche
http://templobudista.org

Experiência Somática

www.traumatemcura.com.br

The International Focusing Institute

http://actinstitute.org/focalizacao/

Alimentos orgânicos

www.institutochao.org

Agroecologia

https://pt.wikipedia.org/wiki/Agroecologia

Câncer e tiroide

www.endocrino.org.br/entendendo-o-cancer-de-tireoide/

www.hcancerbarretos.com.br

www.tuasaude.com/thyrogen/

www.bisfenol-a.org.br/m-fatos.asp

www.amaissaude.com.br

http://www.susansimplyhealthy.com/understanding-thyroid-epidemic-interview-dr-amy-meyers/

www.inspire.com

Armour – NDT (Natural Dissecated Thyroid)

www.armourthyroid.com

www.farmaciaartpharma.com.br

Importadoras de NDT com receita médica brasileira

www.farmaimport.com.br/como-funciona.html

www.primedicin.com.br/medicamentos/armour-thyroid/

Médicos

Dra. Amy Myers

www.amymyersmd.com

Dra. Carolina Santiago

www.carolinasantiago.com.br

www.365saude.com.br

Dra. Claudia Cozer

www.abeso.org.br/webpage/claudia-cozer

https://www.hospitalsiriolibanes.org.br/hospital/especialidades/centro-diabetes/Paginas/claudia-cozer.aspx

Dr. Eliezer Berenstein

https://perfil.vitta.me/sp/sao-paulo/ginecologia/eliezer-berenstein

Dr. Eudes Tarallo

http://eudestarallo.site.med.br

Dra. Maria Tulpan

www.mariatulpanmd.com

Dra. Ninon Lorena Branco

https://perfil.vitta.me/sp/sao-paulo/endocrinologia-e-metabologia/ninon-lorena-branco

Dr. Sergio Klepacz

www.totalbalance.com.br

Contato com a autora

belcesar@vidadeclaraluz.com.br

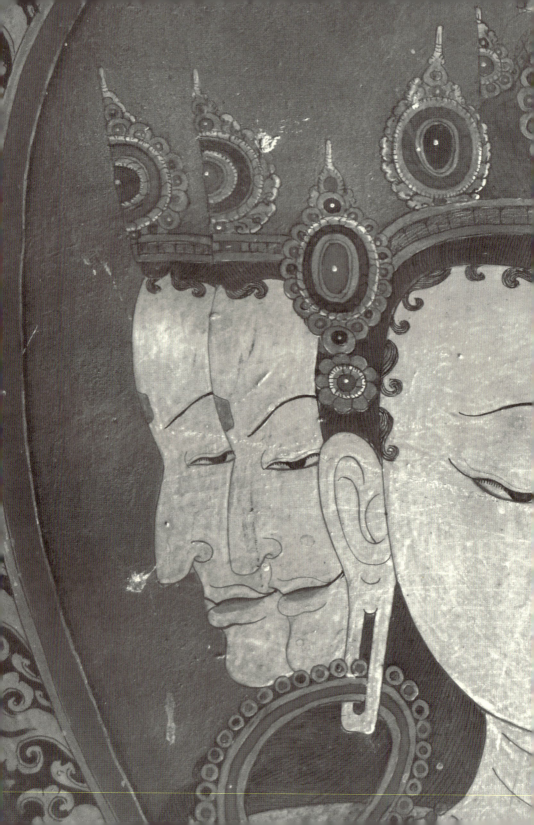

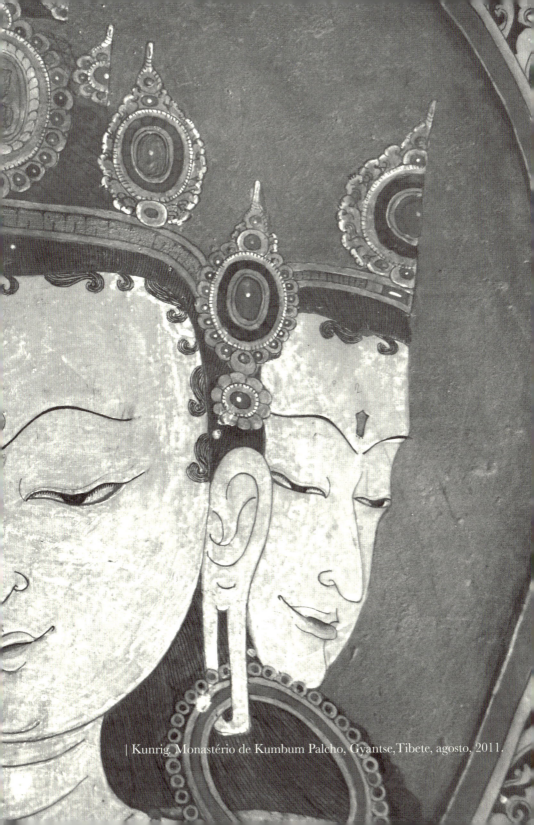

| Kunrig. Monastério de Kumbum Palcho, Gyantse, Tibete, agosto, 2011.

Conheça outros títulos da autora publicados pela Editora Gaia

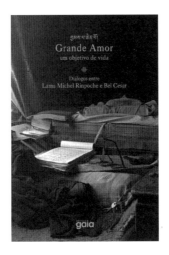

Hoje em dia usa-se muito a palavra "amor". Mas o que é realmente o amor, o amor genuíno? Será que conseguimos diferenciá-lo de desejo, paixão, apego e outros sentimentos? Será que amamos os seres independentemente de quem eles são?

Neste *Grande Amor* temos os diálogos enriquecedores entre Lama Michel Rinpoche e a psicoterapeuta e também budista Bel Cesar. Nas palavras de Lama Michel, "este livro é uma forma de levar para o leitor algo muito íntimo: nossas conversas mais preciosas, em que um enriquece o outro. Temos diferentes perspectivas mas a mesma motivação, que é o nosso desenvolvimento interior e o desenvolvimento das outras pessoas. Minha visão é mais religiosa e a dela, mais psicológica. Nos diálogos, acabamos unindo esses dois pontos de vista. Isso é algo muito rico e torna nossas ideias mais acessíveis a todos."

Discutindo conceitos como a natureza do sofrimento, a busca constante pela satisfação, o funcionamento da mente, a meditação, o egoísmo, a autoaceitação e o amor-próprio, Bel Cesar e Lama Michel nos convidam a uma reflexão sobre como estamos lidando com nossos sentimentos e sobre como isso afeta a nossa visão do Amor.

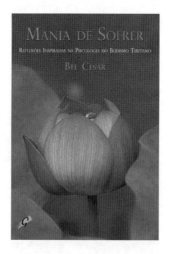

Em *Mania de sofrer*, Bel Cesar, psicóloga clínica e praticante do budismo tibetano, apresenta ao leitor suas considerações acerca da Roda da Vida.

A Roda da Vida foi uma imagem criada por Buddha Shakyamuni como presente para um amigo, que era rei. Ele explica com clareza os principais aspectos da psicologia budista, como a origem do sofrimento, suas causas e a maneira de desenvolver gradualmente a concentração e a sabedoria, para transcendermos nossos sofrimentos psicológicos e encontrarmos a paz interior.

De maneira clara e objetiva, a autora compartilha com o leitor as práticas e os ensinamentos que recebeu de seu mestre Lama Gangchen Rinpoche e suas experiências pessoais na psicologia ocidental. Não são textos acadêmicos, mas reflexões sobre como podemos transformar a habitual "mania de sofrer" em sabedoria intuitiva, para não tornar crônico o sofrimento em nossa vida.

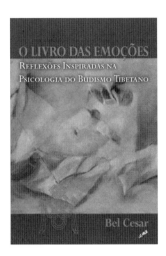

Neste livro, Bel Cesar nos convida a questionar as convicções profundas que temos a respeito de nós mesmos e a aceitar o desafio de acolher igualmente todas as nossas emoções sem rotulá-las como boas ou ruins. "Quando conseguimos realizar a alquimia de uma verdadeira aceitação dentro de nós, as circunstâncias externas também passam a mudar, pois quando algo é verdadeiro surgem confirmações!"

Tendo como base para sua reflexão o budismo tibetano, a autora nos inspira a recuperar a confiança básica na essência pura da mente através da constante abertura, confiança e coragem para olhar o que quer que surja em nossa vida com compaixão e entendimento.